Monozytopoese beim Menschen

Hämatologie und Bluttransfusion

Herausgegeben von W. Stich und G. Ruhenstroth-Bauer

Band 13

Sonderbände zu Blut · Zeitschrift für die gesamte Blutforschung
Organ der Deutschen Gesellschaft für Hämatologie
Organ der Deutschen Gesellschaft für Bluttransfusion

J.F. LEHMANNS VERLAG MÜNCHEN

Monozytopoese beim Menschen

Dr. med. Gerhard Meuret

mit 6 Farbtafeln und 37 Schwarzweiß-Abbildungen und 29 Tabellen

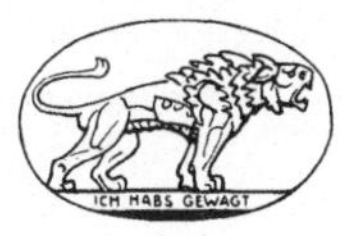

J. F. LEHMANNS VERLAG MÜNCHEN

Diese Arbeit wurde mit dem Artur-Pappenheim-Preis
der Deutschen Gesellschaft für Hämatologie
ausgezeichnet

ISBN-13: 978-3-540-79803-3 e-ISBN-13: 978-3-642-87540-3
DOI: 10.1007/978-3-642-87540-3

DIE MONOZYTOPOESE BEIM MENSCHEN

Gerhard Meuret

Institut für Klinische Nuklearmedizin der Medizinischen Klinik, Universität Freiburg und Institut für Medizinische Statistik und Dokumentation, Universität Freiburg, Freiburg/Breisgau, Deutschland.

Die Untersuchungen wurden von der Deutschen Forschungsgemeinschaft unterstützt.

INHALTSVERZEICHNIS

MITARBEITER

Dr. med. T.L. Ang[1]
Dr. rer. nat. J. Bammert[2]
Dr. med. E. Batara[1]
Dr. med. H. Beckmann[1]
Dr. med. R. Berlet[1]
Dr. med. E.T. Brand[4]
Dr. med. Ch. Bremer[1]
Dr. med. H. Derin[1]
Cand. med. U. Detel[1]
Dr. med. D. Djawari[1]
Dipl. Ing. J. Ewen[2]
Dr. med. J. Fischer-Anze[1]
Dr. med. H.O. Fürste[1]
Cand. med. H. Grübmeyer[1]
Dr. med. U. van Hasselt-Janssen[5]
Frau Brita Kasten[1]
Dr. med. H.P. Kilz[1]
Doz. Dr. med. H. van Lessen[3]
Dr. med. A. Marwedel[1]
Doz. Dr. med. G. Meuret[6]
Dr. med. W. Perach[1]
Dr. med. M. Rau[1]
Dr. med. H. Schulenberg[1]
Dr. med. S. Statz[1]

1) Abteilung für Klinische Nuklear Medizin (Direktor: Prof. Dr. G. Hoffmann) der Medizinischen Universitäts Klinik D-78 Freiburg/Breisgau, Hugstetterstr. 55.

2) Institut für medizinische Statistik und Dokumentation (Direktor: Prof. Dr. E. Walter), D-78 Freiburg/Breisgau, Stephan Meier Str. 26.

3) Chirurgische Universitätsklinik (Direktor: Prof. Dr. M. Schwaiger), D-78 Freiburg/Breisgau, Hugstetterstr. 55.

4) Universitäts Hautklinik (Direktor: Prof. Dr. K.W. Kalkoff), D-78 Freiburg/Breisgau, Hauptstr.7.

5) Abteilung für Klinische Physiologie (Direktor: Prof. Dr. T.M. Fliedner), Forschungszentrum der Universität, D-79 Ulm/Donau, Parkstr. 11.

6) Abteilung für Onkologie und Hämatologie, Medizinische Klinik C, Kantonsspital, CH-9006 St. Gallen.

VORWORT

Lange Zeit stellte der Monozyt das schwarze Schaf, la „bête noire" (PAPPENHEIM) des Blutes dar, über dessen Herkunft lediglich Hypothesen erstellt werden konnten (Übersicht bei LEDER [104]). Im letzten Jahrzehnt gelang es jedoch, den Lebenszyklus dieser Zelle in Tierversuchen weitgehend klarzustellen.

Aufgabe der vorliegenden Arbeit war es, die Monozytopoese des Menschen einer systematischen Analyse zu unterziehen. Grundlage war das heutige Wissen über die Physiologie hämatopoetischer Zellerneuerungssysteme. Angewandt wurden Kombinationen von älteren und neueren Untersuchungsverfahren, wobei Markierungstechniken mit Radionukliden im Vordergrund standen.

Die Durchführung der umfangreichen Untersuchung wurde ermöglicht durch eine Gruppe von Mitarbeitern, die sich intensiv diesem Projekt widmeten und durch eine grosse Zahl von Probanden, die sich für die Versuche zur Verfügung stellten. Die Arbeit wurde in jeder Hinsicht unterstützt von Herrn Prof. Dr. Günter Hoffmann (Leiter der Abteilung für Klinische Nuklearmedizin der Medizinischen Universitätsklinik, Freiburg/Br.), und von Herrn Prof. Dr. Theodor M. Fliedner (Leiter der Abteilung für Klinische Physiologie des Forschungszentrums der Universität, Ulm/Donau). An der Durchführung und Auswertung der Versuche beteiligten sich 18 unserer Doktoranden. Die Laborarbeiten lagen zum grossen Teil in den Händen von Frau Brita Kasten. Mathematische Analysen wurden von Herrn Dr. rer. nat. Joachim Bammert und Herrn Dipl. Ing. Jörg Ewen durchgeführt (Institut für medizinische Statistik und Dokumentation der Universität Freiburg/Br.). Die Zeichnungen wurden von Herrn Rolf Keetman, die Photographien von Frau Ruth Becker und Herrn Emil Wehrle angefertigt. Das Manuskript wurde von Fräulein Gabriele Fust getippt.- Es ist mir ein grosses Anliegen, allen Mitarbeitern, die durch ihren Beitrag das Zustandekommen dieser Arbeit ermöglichten, herzlich zu danken.

Freiburg/Br., Februar 1973

Gerhard Meuret

1. EINFÜHRUNG

Um die wesentlichen Züge des Monozyten-Makrophagen-Systems zu skizzieren, werden hier aus der umfangreichen Literatur, die im Laufe von etwa 80 Jahren entstanden ist, relativ willkürlich einige Arbeiten herausgegriffen. Die Frage nach den funktionellen Leistungen dieses Systems wurde bei den durchgeführten Versuchen nicht berührt. Hierzu sei deshalb lediglich auf einige Übersichtsarbeiten verwiesen [42, 84, 139, 190].

1.1. Der Monozyt als Angehöriger eines Zellsystems

Schon vor der Jahrhundertwende war bekannt, dass im Organismus ubiquitär Zellen vorkommen, die sich durch eine hohe Phagozytosefähigkeit auszeichnen. METCHNIKOW [116, 117] bezeichnete diese Zellen als Makrophagen. Er erkannte,dass zwischen den Makrophagen verschiedener Organe, den Makrophagen des Bindegewebes und des Blutes, die er als Mikrophagen bezeichnete, enge Beziehungen bestehen und sprach schon um 1890 von einem System der Makrophagen.

KIYONO zeigte in einer 1914 publizierten Arbeit [97], dass nach Injektion von Vitalfarbstoffen wie Lithioncarmin bei einer Reihe von mesenchymalen Zellen eine intensive Farbstoff-Speicherung auftritt. ASCHOFF [3] fasste diese Zellen, in erster Linie aufgrund des gemeinsamen Merkmals der intensiven Pinozytosefähigkeit, als Angehörige eines Zellsystems auf, das er später als Retikulo-Endotheliales System (RES) bezeichnete [4].

Das RES im engeren Sinne umfasst spezifisch lokalisierte Retikulumzellen in Lymphknoten und Milz, ferner Retikuloendothelzellen der Lymphsinus in den Lymphknoten, der Blutsinus in der Milz und die v.KUPFFER'schen Sternzellen.- Zum RES im weiteren Sinne gehören ausserdem die Phagozyten des Bindegewebes, die ASCHOFF als Histiozyten bezeichnete, ferner

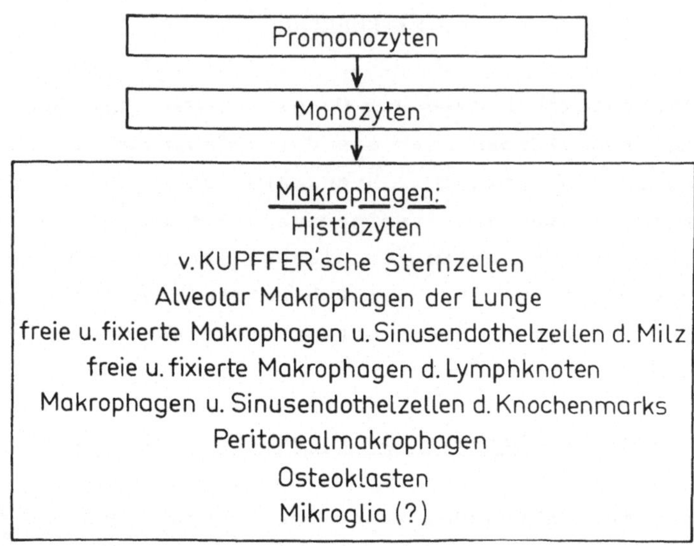

Tab.I: Das Konzept des Mononuclear Phagocyte System (MPS) [100]

die sog. Splenozyten und die Monozyten.

Das Konzept des RES und das 1949 von THOMAS [187] eingeführte Konzept des Retikulo-Histiozytären Systems (RHS) wurde durch spätere Untersuchungen in vielen Punkten bestätigt. Diese Vorstellungen erwiesen sich jedoch zur Einordnung unseres heutigen Wissens als unzureichend. Daher wurde 1970 von LANGEVOORT, COHN, HIRSCH, HUMPHREY, SPECTOR und v.FURTH unter dem Begriff „Mononuclear Phagocyte System" (MPS) ein neuer Vorschlag zur Klassifizierung vorgelegt [100]. Dieses System umfasst einen Zellstammbaum, der sich von den im Knochenmark lokalisierten Promonozyten ableitet (Tab. I). Dieser Zellspeicher bildet die Monozyten und entlässt sie in die Blutbahn. Nach einer kurzdauernden Zirkulation gelangen sie ins Gewebe und differenzieren sich, abhängig vom Microenvironment, zu verschiedenen Makrophagentypen.

1.2. Lebenszyklus der Monozyten

Die Entstehung der Monozyten und Makrophagen aus spezifischen, im Knochenmark lokalisierten Vorläuferzellen, kann heute als gesichert gelten [Übersichten 33, 68, 69, 139, 157, 198]. Diese Tatsache liess sich erstmals klar mit Hilfe von Strahlenchimären nachweisen. BALNER [9] beobachtete, dass Peritonealmakrophagen letal bestrahlter C57 Bl-Mäuse, deren Knochenmark durch CBA-Knochenmarkzellen rekonstituiert wurde, allmählich durch Peritonealmakrophagen ersetzt wurden, die von den transplantierten Knochenmarkzellen abstammten. PINKETT et al. [146] und VIROLAINEN [194] injizierten letal bestrahlten CBA-Mäusen Knochenmarkzellen eines histokompatiblen, homozygoten Stammes, die durch CBA T_6 Markerchromosomen gekennzeichnet waren. Bei den Strahlenchimären liessen sich dann nach mehreren Wochen die Markerchromosomen bei folgenden Makrophagen nachweisen: Peritonealmakrophagen, Alveolarmakrophagen, Makrophagen des Knochenmarks, der Milz, der Lymphknoten, des Thymus und bei den v.KUPFFER'schen Sternzellen (s. auch [74, 129, 191, 195, 196]).

Das Bindeglied zwischen dem medullären Bildungsspeicher und den Makrophagenspeichern des Gewebes stellt der Blutmonozyt dar. Die Monozyten-Makrophagen-Transformation in der Zellkultur wurde von SIMSON [175], CARREL und EBELING [36] schon 1922 bzw. 1926 beschrieben. EBERT und FLOREY [54] zeigten 1939 mit Hilfe der Kaninchen-Ohrkammer, dass Monozyten das Gefässsystem im Entzündungsgebiet verlassen und sich dann im Gewebe allmählich in typische Makrophagen umwandeln.

VOLKMAN und GOWANS [199, 200] markierten einen Partner von parabiotischen Ratten mit ^{3}H-Thymidin. Später traten im Hautfenster-Exsudat des unmarkierten Tieres markierte Makrophagen auf. Diese Befunde beweisen, dass sich die Entzündungs-Makrophagen aus zirkulierenden Zellen ableiten. Ausserdem zeigten diese Autoren, dass die Chronologie markierter Exsudat-Makrophagen nach einer ^{3}H-Thymidin-Markierung mit derjenigen markierter Blutmonozyten übereinstimmt, nicht aber mit der von Lymphozyten oder Neutrophilen. Van FURTH et al. [68 - 71] führten die ^{3}H-Thymidin-Markierungsversuche weiter und fanden, dass die Markierung initial von den Promonozyten des Knochenmarks aufgenommen wird. Durch Reifungsteilungen der Promonozyten ging die Radioaktivität dann sekundär auf die Monozyten des Knochenmarks, des Blutes und auf Makrophagen über, wobei die Blutmonozyten eine ähnliche Markierungscharakteristik aufwiesen, wie die Peritonealmakrophagen, die v.KUPFFER'schen Sternzellen und Alveolarmakrophagen.

Diese ^{3}H-Thymidin-Studien ermöglichten ausserdem die Abschätzung der Umsatzzeiten für Peritonealmakrophagen (20-40 Tage), für v.KUPFFER'sche Sternzellen (etwa 60 Tage) und für Alveolarmakrophagen (etwa 50 Tage).

Dem Makrophagenumsatz liegen 3 Komponenten zugrunde: 1. Die Makrophagenrekrutierung aus Blutmonozyten. 2. Eine unter Normalbedingungen kaum ins Gewicht fallende Zellerneuerung durch die Makrophagenproliferation in loco [68-71]; und 3. der noch wenig geklärte Makrophagenabbau. Es ist bekannt, dass Alveolarmakrophagen das Gewebe durch Desquamation verlassen, dann mit Hilfe des Flimmerstroms die Trachea hinauftransportiert und anschliessend verschluckt und verdaut werden [13, 130, 140, 173]. Es ist denkbar, dass auch Makrophagen anderer Organe auf diesem Wege eliminiert werden, denn SPRITZER et al. [183, 184] fanden bei 300 - 400 g schweren Ratten eine überraschend hohe Alveolarmakrophagen-Desquamationsrate von 1.2 - 2.5 $\cdot$ 10^{6} Zellen pro Stunde.

Die Makrophagen der Organe sind als relativ stationäre Zellen aufzufassen, obwohl sie wahrscheinlich prinzipiell dazu in der Lage sind, ihren Standort zu verändern. ROSER [155, 156, 160] injizierte syngenischen Ratten intraperitoneal Radiogold markierte Peritonealmakrophagen. Zunächst breiteten sich diese Zellen lymphogen aus, dann gelangten einzelne über den ductus thoracicus ins Blut. Wahrscheinlich erreichten sie hämatogen Leber und Milz. Möglicherweise erklärt die Existenz von Makrophagen im ductus thoracicus die von HOWARD et al. [82, 83] beobachtete Transformation von ductus thoracicus Zellen zu Leber- bzw. Lungen-Makrophagen. Diese Befunde belebten erneut die Diskussion um die schon von MAXIMOW [111] vertretene und niemals völlig widerlegte These der Monozyten-Makrophagen-Herkunft aus dem lymphatischen System [57].

2. DIE INTRAMEDULLÄREN MONOZYTEN-PRÄKURSOREN SPEICHER

In Zusammenarbeit mit Hans-Otto Fürste

2.1. Charakteristika der Promonozyten

Durch Methoden, die in den letzten Jahren beschrieben wurden, ist es heute möglich, zumindest einen Teil der Monozyten-Präkursoren zu identifizieren und zu isolieren. V.FURTH und COHN [70] separierten Promonozyten und Monozyten aus Knochenmark von NCS-Mäusen aufgrund ihrer hohen Haftfähigkeit an Glasoberflächen [12]. Das Verhältnis von Promonozyten zu Monozyten lag bei 20% : 80%. In Zusammenarbeit mit HIRSCH und FEDORKO [72, 80] wurden die Morphologie und verschiedene funktionelle Eigenschaften dieser Zellen beschrieben. Der Durchmesser der Promonozyten betrug bei NSC-Swiss-Mäusen 14 - 20 µ. Sie besassen einen grossen, nierenförmigen Kern, der durch die WRIGHT-GIEMSA-Färbung intensiv anfärbbar war. Das Zytoplasma erwies sich als stark basophil und enthielt feine Granula. Bei der Phasenkontrast-vital-Beobachtung zeigten sich ausserdem Nucleoli, phasenpositive Granula, Vesicula und eine Kräuselung der Zelloberfläche mit fingerartigen Ausstülpungen. Bei der elektronenmikroskopischen Untersuchung war ein gut entwickelter GOLGI-Apparat zu erkennen, einige wenige kleine, elektronendichte, homogene Granula im Gebiet der Centrosomen und Vakuolen. Das Zytoplasma wies einen ausserordentlich hohen Gehalt an Polyribosomen auf, Ergastoplasma-Membranen waren selten. Promonozyten besassen eine positive Peroxydase-Reaktion und die Fähigkeit zur Phagozytose.

Während der Differenzierung zu Blutmonozyten nahm die Zellgrösse ab, ebenso wie die Ausprägung des GOLGI-Apparates, die Zahl der Polyribosomen und die Peroxydase-Aktivität. Im Gegensatz dazu stieg die Phagozytose-Fähigkeit an.

Die Zellseparation durch Glasadhäsion gestattete auch zellkinetische Untersuchungen an Promonozyten von NCS-Swiss-Mäusen (v.FURTH und DISSELHOFF-DEN DULK [71]). In Kulturversuchen bauten etwa 50% der Promonozyten ^{3}HTDR ein, wohingegen der Markierungsindex der reifen Monozyten erst im Verlauf von 24 Stunden von 0 auf 2% anstieg. Bei in vivo Versuchen konnte, durch mehrere aufeinander folgende Einzelinjektionen von ^{3}HTDR, eine Markierung von 70% der isolierbaren Promonozyten erreicht werden. Im weiteren Verlauf der Untersuchung fiel dann die Markierungs-Intensität der Promonozyten kontinuierlich ab. Gleichzeitig trat die Radioaktivität in den Kernen der initial unmarkierten Knochenmark-Monozyten auf, deren Markierungsindex 24 Stunden nach der ^{3}HTDR-Injektion mit etwa 33% das Maximum erreichte. Während des Versuchs hielt sich die Silberkornzahl der Promonozyten etwa auf der doppleten Höhe wie die gleichzeitig bestimmte Silberkornzahl der Knochenmark-Monozyten. Dies führte zu der Vorstellung, dass die isolierten Promonozyten Stammzelleigenschaft besitzen, indem sie einerseits zur Selbstreplikation befähigt sind, und anderseits durch Reifungsteilungen Monozyten liefern.

Die DNS-Synthesezeit der Promonozyten lag bei 13.6 Stunden, die Generationszeit bei 19.5 Stunden. Damit erwies sich die Monozytopoese als ein schnell proliferierendes Zellerneuerungssystem, das in zellkinetischer Hinsicht vergleichbar ist mit der Granulozytopoese und der Erythrozytopoese.

Eine weitere Möglichkeit zum Studium der Monozytopoese gewährleisteten zytochemische Techniken [102, 169, 201]. Mit ihrer Hilfe können Monozyten und Monozyten-Präkursoren von anderen Zellen des Knochenmarks eindeutig differenziert werden.

LEDER [103, 104] charakterisierte die Promonozyten im Knochenmark des Menschen als Promyelozyten-artige Zellen mit hoher Peroxydase- und Naphthol-AS-D-Chloroazetat-Esterase-

Aktivität bei relativ niedriger Aktivität „unspezifischer" Esterasen. Er konnte alle Übergangsformen von diesen Promonozyten zu reifen Monozyten nachweisen und nahm deshalb an, dass die Zelldifferenzierung mit einer Kernlappung verbunden ist, mit einer Zunahme der Aktivität unspezifischer Esterasen bei gleichzeitiger Abnahme der Aktivität der Naphthol-AS-D-Chloroazetat-Esterase und Peroxydase. Bei Normalpersonen machten Promonozyten 0.2% - 3.4% (SD = 1%) der kernhaltigen Knochenmarkzellen aus; Monozyten und Promonozyten zusammen ergaben 1.4% - 8.8% (SD = 5.3%).

FISCHER und SCHMALZL [59] zeigten, dass die in Blutmonozyten vorkommenden unspezifischen Esterasen durch Natrium-Fluorid gehemmt werden können, im Gegensatz zu den unspezifischen Esterasen der übrigen Leukozyten des Blutes. Bei diesen Versuchen wurde ein von SHNITKA und SELIGMAN [172] entwickeltes Verfahren angewandt, das es ermöglicht, gleichzeitig Inhibitor-sensible und Inhibitor-resistente unspezifische Esterasen zytochemisch darzustellen. Die Aktivität des einen Typs von Enzymen wird durch Bildung eines blauen, die des anderen durch Bildung eines roten Azo-Farbstoffes angezeigt. SCHMALZL und BRAUNSTEINER [166-169] zeigten, dass mit Hilfe dieser Methode nicht nur Blutmonozyten, sondern auch intramedulläre Monozyten-Präkursoren eindeutig identifiziert werden können. Sie fanden, dass der Anteil monozytopoietischer Zellen im Myelogramm des Menschen zwischen 2 - 5% liegt.

Azo-Farbstoffe, wie sie bei der von SCHMALZL und BRAUNSTEINER angewandten zytochemischen Methode entstehen, bleiben, da sie wasserunlöslich sind, bei Anwendung autoradiographischer Techniken erhalten [171]. Die Kombination beider Verfahren bietet alle Voraussetzungen für zellkinetische Untersuchungen der Monozytopoese beim Menschen.

2.2. Prinzip der Untersuchung

Bei gesunden Erwachsenen wurden Knochenmarkbröckel entnommen.

Das den Bröckeln anhaftende periphere Blut wurde mit ^{3}HTDR-haltigem Serum abgespült. Anschliessend erfolgte die Inkubation des Zellmaterials in autologem Serum mit ^{3}HTDR zur Markierung der in DNS-Synthese befindlichen Vorläuferzellen. Dann wurden Objektträgerausstriche angefertigt, auf denen das Myelogramm und der Anteil verschiedener Typen von Monozyten-Präkursoren bestimmt wurde. Mit Hilfe der Daten von DONOHUE et al. [51] liess sich dann die Grösse der Monozyten-Präkursoren-Speicher des Organismus berechnen.- In den Autoradiogrammen der zytochemisch behandelten Präparate wurde der ^{3}HTDR-Markierungsindex der Monozyten-Präkursoren bestimmt, der - zusammen mit der DNS-Synthesezeit - zur Berechnung der Zellproduktionsrate innerhalb der Monozyten-Präkursoren-Kompartments diente.

2.3. Material und Methoden

2.3.1. Probanden

Untersucht wurden 11 hämatologisch gesunde Probanden (7 Studenten und 4 Patienten mit euthyreoter Jodmangelstruma; Alter: 24 - 66 Jahre), die sich mit der Knochenmarkpunktion einverstanden erklärten. Bedingung für die Aufnahme in die Studie war das Fehlen von Infektionen in den Wochen vor der Untersuchung, Normalwerte der BSG, des Serumeisens und der Elektrophorese.

2.3.2. Präparation und ^{3}HTDR-Markierung der Knochenmarkproben

Das Knochenmarkmaterial wurde mit Hilfe einer 20 ml Record-Spritze aspiriert, die etwa 1 ml einer Lösung von 0.5% EDTA in physiologischer Kochsalzlösung enthielt. Das gewonnene Material wurde sofort in eine abgeschnittene 5 ml Plastikspritze gegeben, die durch eine 4-fache Gewebslage eines feinmaschigen Nylonstrumpfes verschlossen war. Nach Abtropfen der Flüssigkeit, wurden die auf dem Sieb liegenden

Bröckel mit 2 ml autologem Serum, das 12 µCi ^{3}HTDR enthielt (spez. Akt. 5 Ci/mMol; Radiochemical Centre, Amersham, England) gespült. Dann wurde das Nylonsieb abgenommen und gegen einen Spritzenstempel ausgespannt, so dass die Bröckel mit einem Skalpell abgestreift und in eine zweite Plastikspritze überführt werden konnten. Diese enthielt 2 ml autologes Serum mit 12 µCi ^{3}HTDR. Um ein Schwimmen der Bröckel auf dem Serum während der Inkubation zu verhindern, wurde die Luft aus der Spritze entfernt bis auf eine kleine Blase, die zum Durchmischen des Bröckelmaterials mit dem Serum diente. Der Ansatz wurde im Wärme-Schrank bei 37°C 30 Minuten lang inkubiert, wobei das Serum-Knochenmarkmaterial mehrfach durchmischt wurde.

Einzelne Bröckel wurden auf Objektträger gebracht. Anhaftendes Serum wurde mit Löschpapier entfernt, dann wurde das Zellmaterial mit Hilfe dünner, langer Deckglasplättchen ausgestrichen und luftgetrocknet.

2.3.3. Kombinierter Nachweis der NaF-resistenten und NaF-sensiblen Naphthol-AS-D-Azetat-Esterase

Mit geringen Modifikationen wurde das von SCHMALZL und BRAUNSTEINER [168] angegebene Verfahren angewandt. Die Reagenzien wurden von der Fa. Serva, Heidelberg bezogen. Die Knochenmarkausstriche wurden nach etwa 5-stündiger Lufttrocknung 5 Minuten lang in Formalindampf fixiert, dann 5 Minuten mit Aqua dest. gespült und erneut luftgetrocknet.

Zunächst wurde die NaF-resistente Naphthol-AS-D-Azetat-Esterase durch Bildung eines blauen Azofarbstoffs dargestellt. Hierzu wurden die Präparate 70 Minuten lang in folgendem Reaktionsgemisch inkubiert: 8 mg Naphthol-AS-D-Azetat, vorgelöst in 1 ml Aceton p.A., wurden unter Schütteln zu 80 ml 0.1 M Phosphatpuffer (pH = 6,9), 2.4 ml Propylenglykoll, 120 mg NaF p.A. gegeben. In diesem Ansatz wurden 160 mg Echtblausalz BB gelöst und das Gemisch filtriert.

Anschliessend wurde die NaF-inhibierbare Naphthol-AS-D-Azetat-Esterase durch Bildung eines roten Azofarbstoffs dargestellt. Zur Eluation von NaF wurden die Präparate zunächst 6 • 10 Minuten in Aqua dest., und dann 3 • 30 Minuten in dem folgenden, jeweils frisch angesetzten Reaktionsgemisch inkubiert: 8 mg Naphthol-AS-D-Azetat, vorgelöst in 1 ml Aceton p.A., wurden unter Schütteln zu 80 ml 0.1 M Phosphatpuffer (pH = 6.9) und 2.4 ml Propylenglykoll gegeben. Darin wurden 120 mg Fast red violet LB Salz gelöst und das Gemisch filtriert. Nach der letzten Inkubation wurden die Präparate 10 Minuten in Aqua dest. gespült. Ein Teil der luftgetrockneten Präparate wurde zur Autoradiographie verwendet, bei den übrigen wurde eine Kernfärbung mit MAYER'S Hämalaun (Färbedauer etwa 15 Min.) durchgeführt.

2.3.4. Auswertung der Präparate

Das Myelogramm wurde durch Differenzierung von 1 000 kernhaltigen Zellen in nach PAPPENHEIM gefärbten Präparaten bestimmt. Der Anteil monozytopoietischer Zellen im Myelogramm wurde durch Auswertung von 3 000 kernhaltigen Zellelen in den zytochemisch behandelten Ausstrichen mit Kernfärbung ermittelt.

Zur Analyse der DNS-Syntheseaktivität der monozytopoetischen Zellen wurden zytochemisch behandelte Knochenmark-Ausstriche ohne Kernfärbung entweder mit dem Stripping-Film Verfahren (Kodak AR 10) oder mit dem Dipping-Film Verfahren (Ilford L_4) autoradiographiert und nach einer 2 - 3-wöchigen Exposition entwickelt. Nach der Kernfärbung mit MAYER'S Hämalaun durch den Film (Färbedauer etwa 15 Minuten; anschliessend Spülen mit handwarmem Wasser und Lufttrocknung), wurden in diesen Präparaten 1 000 Zellen der Monozytopoese durchmustert. Die Monozyten-Präkursoren wurden aufgrund ihrer Kernmorphologie in 4 Gruppen eingeteilt:

a) Kleine Rund- bis Oval-Kernige, die im Grössenbereich von kleinen bis grossen Lymphozyten lagen.
b) Grosse Rund- bis Oval-Kernige, die etwa Myelozytengrösse

aufwiesen.

c) Intermediärformen, bei denen es sich um Präkursoren von ähnlicher Grösse wie b) handelte, die jedoch eine beginnende Kernlappung aufwiesen.

d) Gelapptkernige mit deutlich ausgeprägter Kernlappung.

Als markiert wurden Zellen bezeichnet, in deren Kernbezirk mehr als 5 Silberkörner vorlagen. Der mittlere Background der Präparate betrug 1.0 - 1.3 Silberkörner pro Kernareal (Bereich = 0 - 5 Silberkörner).

2.3.5. Poolgrössen-Berechnung

DONOHUE et al. [51] berechneten bei Patienten die Zahl der Erythroblasten des gesamten Erythrons mit Hilfe einer ^{59}Fe-in vivo-Markierung und anschliessender Bestimmung der ^{59}Fe-Utilisation, der Erythroblasten-Zahl und -Radioaktivität in einer Knochenmarkprobe. Aufgrund des Myelogramms konnten dann auch die medullären Pools granulozytopoietischer Zellen der Myelozyten, Metamyelozyten und Stabkernigen berechnet werden.

Die Daten von DONOHUE et al.[51] wurden in unseren Untersuchungen verwendet zur Berechnung des gesamten medullären Zell-Pools (P_{gesamt}). Diese Grösse wurde sowohl aufgrund des prozentualen Anteils der Erythroblasten im Myelogramm (P_{gesamt} E), als auch mit Hilfe des Anteils granulozytopoietischer Zellen (P_{gesamt} G) und der Myelozyten (P_{gesamt} M) bestimmt:

P_{gesamt} E = (5.36 $\cdot 10^9$/kg $\cdot$ 100%)/Erythroblasten (%)

P_{gesamt} G = (11.4 $\cdot 10^9$/kg $\cdot$ 100%)/granulopoietische Zellen(%)

P_{gesamt} M = (2.6 $\cdot 10^9$/kg $\cdot$ 100%)/Myelozyten (%)

Das geometrische Mittel der 3 Ergebnisse ($P_{gesamt}\ \bar{x}$)bildete die Basis zur Berechnung des gesamten Monozyten-Präkursoren Speichers (P_{gesamt} MP):

P_{gesamt}MP = (Monozyten-Präkursoren (%) $\cdot$ $P_{gesamt}\ \bar{x}$)/100%

2.3.6. Zellgeburtsrate

Die Zellgeburtsrate (B.R.) innerhalb des medullären Promonozyten Pools wurde mit Hilfe einer von CRONKITE et al. [49] angegebenen Formel berechnet:

$$B.R. = \frac{P_{gesamt}^{MP} \cdot L.I.}{T_S}$$

P_{gesamt}^{MP} = medullärer Promonozyten Pool
L.I. = ^{3}HTDR-Markierungs Index
T_S = DNS-Synthesezeit der Promonozyten

2.4. Ergebnisse

2.4.1. Morphologie der Monozyten-Präkursoren

Die Identifizierung der Monozyten-Präkursoren in den Knochenmark-Ausstrichen erfolgte durch Darstellung der NaF-hemmbaren Naphthol-AS-D-Azetat-Esterase. Die Zellkerne wurden mit MAYER'S Hämalaun gefärbt. Aufgrund Kern-morphologischer Kriterien liessen sich die Präkursoren mit einer gewissen Willkür in 4 Typen einteilen. Nachträgliche Messungen bei 300 Präkursoren zeigten, dass sich die Zelldurchmesser dieser 4 Präkursoren-Typen erheblich überlappten.

Der Klassifizierung wurden folgende morphologischen Charakteristika zugrunde gelegt (Abb.1 s. Tafel):
Typ I Monozyten-Präkursoren („kleine Rund- bis Oval-Kernige"). Diese Zellen entsprachen kleinen bis grossen Lymphozyten. Sie besassen Chromatin-dichte, wenig strukturierte, meist runde, seltener ovale Kerne. Der nach der Klassifizierung gemessene Zelldurchmesser lag in einem Bereich von 7.2 - 9.8 µm (Mittel = 8.7 µm).
Typ II Monozyten-Präkursoren („grosse Rund- bis Oval-Kernige"). Es handelte sich um Blasten-artige Zellen mit locker strukturierten, runden bis ovalen Kernen, die grösser waren als die Kerne der Typ I-Präkursoren und die häufig Nucleoli

Tab.II: Promonozyten im Myelogramm gesunder Individuen (SD = Standard Deviation des Mittelwerts).

Monozyten-Präkursoren: I. Im Myelogramm [%]	Mittel	SD	Bereich
N = 10	2.9	0.6	2.2 - 3.7
II. Häufigkeit verschiedener Präkursoren-Typen [%]			
Typ: I	5.3	1.7	2.8 - 8.0
(N=9) II	30.6	3.2	25.7 - 35.9
III	50.6	2.0	47.2 - 54.4
IV	13.6	3.4	9.6 - 21.8

Tab.III: Medulläre Promonozyten Speicher bei gesunden Erwachsenen.

Kompartment-Größe [Zellen×10^6/kg Körpergew.]	Mittel	SD	Bereich
Typ: I	30.1	11.9	17.6 - 53.6
(N=9) II	176.5	26.9	142.8 - 218.6
III	296.9	66.2	207.1 - 421.9
IV	79.3	26.7	56.1 - 136.7
total (N=10)	584.4	117.6	438.8 - 775.4

aufwiesen. Der Zelldurchmesser lag in einem Bereich von 8.5 - 15.8 µm (Mittel = 12.2 µm).

Typ III Monozyten-Präkursoren („Intermediärformen"). Diese Zellen wiesen relativ grosse, locker strukturierte Kerne auf bei denen Einbuchtungen oder Zeichen einer beginnenden Kernlappung zu erkennen waren. Der Zelldurchmesser lag in einem Bereich von 11.2 - 17.2 µm (Mittel = 14.2 µm).

Typ IV Monozyten-Präkursoren („Gelapptkernige"). Die Kerne dieser Zellen wiesen eine deutliche Lappung auf, ähnlich wie die häufigsten im Blut vorkommenden Monozyten. Der Zelldurch messer lag in einem Bereich von 14.5 - 19.8 µm (Mittel = 16.9 µm).

Tab.IV: DNS-Syntheseaktivität der Promonozyten unter Normalbedingungen.

^{3}HTDR-Markierungs-Indizes der Präkursoren			
N=7	Mittel	SD	Bereich
Typ: I	0.071	0.055	0.021 - 0.171
II	0.097	0.022	0.076 - 0.140
III	0.101	0.018	0.071 - 0.129
IV	0.249	0.025	0.217 - 0.283
total	0.120	0.018	0.092 - 0.142

2.4.2. Monozyten-Präkursoren Kompartments des Knochenmarks

Der Anteil der Monozyten-Präkursoren unter allen kernhaltigen Zellen des Knochenmarks lag bei 10 gesunden Probanden zwischen 2.2% und 3.7% (Mittel = 2.9%). Die mittlere Häufigkeitsverteilung der einzelnen Präkursoren Typen ergab folgende Werte (Tab.II). Typ I = 5%, Typ II = 31%, Typ III = 51%, Typ IV = 13%.

Bei Auswertung von 9 gesunden Probanden ergab sich für den gesamten medullären Promonozyten Pool ein Mittelwert von $584 \cdot 10^{6}$ Präkursoren pro kg Körpergewicht. Die Poolgrössen der verschiedenen Präkursoren Typen sind in Tab.III einzeln aufgeführt.

2.4.3. DNS-Syntheseaktivität der Monozyten-Präkursoren

Die DNS-Syntheseaktivität wurde aufgrund der ^{3}H-Thymidin (^{3}HTDR)-Aufnahme der Präkursoren während einer 30 Minuten dauernden in vitro Inkubation beurteilt. Bei im Mittel 12% der gepoolten Präkursoren war eine ^{3}HTDR-Markierung nachzuweisen (N = 7). Der Markierungsindex lag damit niedriger als bei den proliferierenden Vorläuferzellen der Granulozytopoese (CRONKITE u. VINCENT [45] und der Erythrozytopoese [112,

Tab.V: Zell-Geburtsrate innerhalb der verschiedenen Promonozyten-Speicher bei gesunden Erwachsenen.

Zell-Geburtsrate [Zellen×10^6/kg/h] N=7	Mittel	SD	Bereich
Typ: I	0.15	0.09	0.05 - 0.39
II	1.67	0.35	1.27 - 2.26
III	2.98	0.93	2.07 - 4.81
IV	2.04	0.88	1.40 - 3.76
total	6.83	1.71	5.10 - 9.53

148]. Nur etwa 7% der kleinen rund- bis ovalkernigen Typ I-Präkursoren bauten ^{3}HTDR ein. Der ^{3}HTDR-Markierungsindex stieg über die Typ II-und Typ III-Präkursoren bis auf 25% bei den Typ IV-Präkursoren an (Tab.IV).

2.4.4. Zellgeburtsrate in den Monozyten-Präkursoren Speichern

Die zur Berechnung der Zellgeburtsrate der Präkursoren Kompartments erforderlichen Daten - Speichergrössen und ^{3}HTDR-Markierungsindizes - lagen von 7 der untersuchten Probanden vor. Für die DNS-Synthesezeit wurde, gemäss den Ergebnissen von Kap. 3, ein Wert von 10 Stunden eingesetzt.

Die Zell-Geburtsrate des gesamten Präkursoren-Speichers lag im Mittel bei $6.8 \cdot 10^6$ Monozyten pro kg Körpergewicht pro Stunde (Tab.V). Dieses Ergebnis stimmte gut überein mit der bei einer anderen Gruppe gesunder Probanden bestimmten Monozyten-Umsatzrate, die einen Mittelwert von $7.5 \cdot 10^6$ Monozyten/kg/h erreichte (Kap. 6).

Die Anteile der einzelnen Präkursoren Kompartments an der gesamten Zellbildungsrate waren folgendermassen verteilt: 2.2% für Typ I, 24.4% für Typ II, 43.6% für Typ III und 29.8% für Typ IV.

2.5. Zusammenfassung

Der Anteil der Monozyten-Präkursoren an den kernhaltigen Zellen des Knochenmarks lag bei 10 untersuchten gesunden Erwachsenen im Mittel bei 2.9%. Aufgrund Kern-morphologischer Kriterien wurden die Präkursoren in 4 Typen klassifiziert: Typ I = kleine Rund- bis Oval-Kernige; Typ II = grosse Rund- bis Oval-Kernige; Typ III = Intermediärformen; Typ IV = Gelapptkernige. Für die Präkursoren-Typen I bis IV ergab sich folgende mittlere Häufigkeitsverteilung: 5%, 30%, 50%, 15%. Die DNS-Syntheseaktivität nahm von Typ I bis Typ IV zu (mittlere ^{3}HTDR-Markierungsindizes: 7.1%, 9.7%, 10.1%, 24.9%. Der gesamte medulläre Promonozyten Pool erreichte einen Durchschnittswert von $580 \cdot 10^6$ Präkursoren pro kg Körpergewicht und eine mittlere Monozyten-Geburtsrate von etwa $7 \cdot 10^6$ Zellen/kg/h.

3. DNS-SYNTHESEZEIT DER MONOZYTEN-PRÄKURSOREN

In Zusammenarbeit mit Ekaterini Batara

WHITELAW et al. [205] ermittelten bei Promonozyten von Ratten eine DNS-Synthesezeit von 12.5 Stunden. Grundlage dieser Bestimmung war die Markierungscharakteristik der Blutmonozyten, die nach ^{3}HTDR-Pulsmarkierung auftrat. VAN FURTH und DIESSELHOFF -DEN DULK [71] bestimmten die DNS-Synthesezeit der Promonozyten von Swiss-Mäusen durch Serie von ^{3}HTDR-Injektionen, die in 2-stündigen Intervallen erfolgten. Dabei wurden die Promonozyten aus Zellsuspensionen des Knochenmarks aufgrund ihrer Haftfähigkeit an Glas isoliert und autoradiographiert. Es resultierte eine mittlere DNS-Synthesezeit von 13.6 Stunden.

Bei den von uns am Menschen durchgeführten Untersuchungen wurde sowohl die von HILSCHER und MAURER [79] und WIMBER und QUASTLER [209] eingeführte Doppelmarkierungs-Technik, als auch die ^{3}HTDR-Mehrfachinjektion angewandt. Die Identifizierung der Monozyten-Präkursoren erfolgte mit Hilfe der kombinierten Darstellung von NaF-resistenten und NaF-sensiblen unspezifischen Zellesterasen. Zur Analyse des Markierungstyps (^{3}HTDR, ^{14}CTDR) wurde sowohl die Einfach-, als auch die Doppelschicht-Autoradiographie herangezogen.

3.1. Material und Methoden

3.1.1. Patienten

Hämatologisch gesund. Die Doppelmarkierungstechnik wurde bei einer 69-jährigen Patientin eingesetzt, die sich mit dem Versuch einverstanden erklärte. Sie wurde wegen dekompensierter Herzinsuffizienz bei Vorhofflimmern, Hypertonie und Altersdiabetes stationär behandelt. Bei der Untersuchung war die Herzinsuffizienz kompensiert, klinische oder serologische

Infektzeichen lagen nicht vor. Das Hämatomyelogramm war normal, abgesehen von einer Vermehrung der Monozyten im Blut auf 1 150/µl.

Sepsis. Eine 76-jährige, kachektische und tief bewusstlose Patientin mit infauster Prognose wurde zunächst mit der Doppelmarkierungstechnik und eine Woche später ausserdem durch eine Serie von ^{3}HTDR-Injektionen untersucht. Die Patientin verstarb wenige Tage nach dem 2. Versuch. Diagnosen: Herzinsuffizienz mit Vorhofflimmern, Diabetes mellitus, Harnwegsinfekt, schwere, therapieresistente Bronchopneumonie. Die Granulozytopoese wies eine gesteigerte Proliferationsaktivität mit Linksverschiebung auf. Während der 1. Untersuchung lagen folgende Leukozytenwerte im Blut vor: gesamt 17 300/µl, Neutrophile 15 610/µl, Monozyten 700/µl; während der 2. Untersuchung: gesamt 32 100/µl, Neutrophile 28 650/µl, Monozyten 1 690/µl.

3.1.2. DNS-Synthesezeit-Bestimmung mit Hilfe der Doppelmarkierungstechnik

Bei unseren Versuchen wurde das von HARRISS et al. [78] angegebene Verfahren angewandt: 0.1 mCi ^{3}HTDR/kg Körpergewicht (spez. Akt. 15.6 Ci/mmol; Radiochemical Centre Amersham, England) wurden intravenös appliziert. 60-, 120- (bei einer Untersuchung ausserdem 180-) Minuten nach der Injektion wurde Sternalmark gewonnen. Etwa 0.5 ml des Aspirats wurde in siliconisierte Glasröhrchen von 1.5 cm Höhe gegeben, die jeweils 1 ml EDTA-Plasmagelgemisch (1.107 g Na_2EDTA +1.4 g NaCl ad 100 ml mit Aqua dest. + 100 ml Plasmagel der Fa. Braun Melsungen, BRD) und 1.5 µCi ^{14}CTDR (spez. Akt. – 58 mCi/mmol; Radiochemical Centre, Amersham, England) enthielten. Nach einer Inkubationsdauer von 10 Minuten bei Zimmertemperatur wurden einige der frei schwimmenden Knochenmarkbröckel mit einer siliconisierten Pasteurpipette aufgenommen und in ein 2. Röhrchen überführt, das 1 ml der Na_2EDTA-Plasmagellösung und 1 mg unmarkiertes Thymidin enthielt. Durch mehrfaches (etwa 8 mal) vorsichtiges Ansaugen und Ausblasen mit der Pasteurpipette wurde ein Teil der Zellen aus den Bröckeln ausgewaschen. Das restliche Bröckelmaterial wurde 10 Minuten später abgesaugt und die freien Zellen bei etwa 150g 3 Minuten lang zentrifugiert. Nach Dekantieren der Flüssigkeit wurden Objektträgerausstriche des Sediments angefertigt, die sofort im Luftstrom getrocknet und 2 Stunden später 5 Minuten lang in Formalindampf fixiert wurden.

Nach etwa 10-stündiger Lufttrocknung der Präparate wurde die kombinierte Darstellung der NaF-resistenten und NaF-sensiblen Naphthol-AS-D-Azetat-Esterase durchgeführt (Kap.2).

Autoradiographie. Die zytochemisch behandelten Ausstrichpräparate wurden im Dipping Film Verfahren mit unverdünnter Ilford L_4 Filmemulsion überzogen und 80 Tage lang exponiert. Die entwickelten und fixierten Präparate wurden dann zur Kernfärbung 15 Minuten lang in MAYER'S Hämalaun inkubiert. Anschliessend wurde, durch Inkubation in lauwarmem Wasser, der im Film befindliche Farbstoff vorsichtig ausgewaschen. Bei einem Teil der Präparate wurde dann die mikroskopische Auswertung vorgenommen, nach dem Eindecken mit KAISER'S Glyceringelatine. Die restlichen Präparate wurden zunächst durch Eintauchen in eine Celloidinlösung (7g Celloidin ad 100 ml mit Aqua dest.) mit einer wasserundurchlässigen, durchsichtigen Schicht überzogen. Nach Trocknung wurde eine zweite Filmschicht (Ilford K_5 unverdünnt) aufgebracht, und nach einer 90-tägigen Exposition die Entwicklung und Fixation vorgenommen.

Auswertung. In den Präparaten wurden für jede Kontrollzeit 1 000 markierte Monozyten-Präkursoren mikroskopisch ausgewertet, wobei diese, wie in Kap.2, aufgrund Kern-morphologischer Kriterien in 4 Gruppen klassifiziert wurden:
Typ I = kleine Rund-bis Oval-Kernige; Typ II = grosse Rund-bis Oval-Kernige; Typ III = Intermediärformen; Typ IV = Gelapptkernige. Die Silberkörner der ausschliesslich mit ^{3}HTDR-markierten Präkursoren waren über dem Kern lokalisiert, wäh-

rend ^{14}CTDR-markierte Zellen auch Silberkörner weit ausserhalb der Kern- und Zellgrenzen aufwiesen mit von den Kernen ausstrahlenden Silberkornspuren.

Zur Berechnung der DNS-Synthesezeit (T_S) wurde der Quotient aus der Zahl ^{14}CTDR-markierter Präkursoren ($N^{14}C$) und der Zahl ^{3}HTDR markierter Präkursoren ($N^{3}H$) gebildet und mit dem Zeitintervall (t), das zwischen der ^{3}HTDR-Injektion und der Sternalpunktion lag, multipliziert:

$$T_S = \frac{N^{14}C}{N^{3}H} \cdot t$$

3.1.3. DNS-Synthesezeit-Bestimmung mit Hilfe der ^{3}HTDR-Mehrfachinjektion

Im Abstand von etwa 4.5 Stunden (259 Minuten zwischen 1. und 2. Injektion; 287 Minuten zwischen 2. und 3. Injektion) wurden jeweils 5 mCi ^{3}HTDR (spez. Akt. 15.6 Ci/mmol) intravenös appliziert. 68 Minuten nach der ersten, 14 Minuten nach der zweiten und 17 Minuten nach der dritten Injektion wurde Knochenmark aspiriert. Hierzu wurde eine Glasspritze mit 1 ml einer 0.5%-igen Na_2EDTA-Lösung verwendet. Eine weitere Sternalpunktion wurde vor der ersten Injektion durchgeführt. Sie zeigte, dass von der Voruntersuchung keine markierten Promonozyten mehr vorhanden waren. Der Spritzeninhalt wurde auf eine schiefe Ebene gegeben, wodurch die Flüssigkeit von den Bröckeln ablief. Aus den Bröckeln wurden Ausstrichpräparate angefertigt, die nach 2-stündiger Trocknung im Luftstrom 5 Minuten lang im Formalindampf fixiert wurden. Etwa 8 Stunden später erfolgte die kombinierte Darstellung der NaF-resistenten und NaF-sensiblen Naphthol-AS-D-Azetat-Esterase (Kap.2). Zur Autoradiographie wurde die Stripping-Film-Technik (Kodak AR 10) verwendet. Die Expositionszeit betrug 79 Tage. Nach der Kernfärbung mit MAYER'S Hämalaun (20 Min.) wurden die Präparate mit Glyceringelatine eingedeckt. Pro Kontrollzeit wurden 1 000 Promonozyten ausgewertet, die wiederum in 4 Typen eingeteilt wurden (Kap. 2).

Zur Berechnung der DNS-Synthesezeit (T_S) wurde folgende Gleichung verwendet:

$$T_S = \frac{L.I._1 \cdot t_1}{L.I._2 - L.I._1} \text{ bzw. } \frac{L.I._2 \cdot t_2}{L.I._3 - L.I._2}$$

$L.I._1$ = ^{3}HTDR-Markierungsindex der Präkursoren nach der ersten ^{3}HTDR-Injektion. $L.I._2$ bzw. $L.I._3$ = ^{3}HTDR-Markierungsindex der Präkursoren nach der zweiten bzw. dritten ^{3}HTDR-Injektion. t_1 bzw. t_2 = Zeitintervall zwischen zwei aufeinander folgenden ^{3}HTDR-Injektionen.

3.2. Ergebnisse und Diskussion

3.2.1. Doppelmarkierungstechnik

Durch die intravenöse ^{3}HTDR-Applikation zum Zeitpunkt t_0 werden alle DNS-synthetisierenden Zellen des Organismus markiert. Zu einem späteren Zeitpunkt t wird eine Knochenmarkprobe entnommen und mit ^{14}CTDR inkubiert. Zellen, die bei t_0 markiert wurden, bei t aber bereits die DNS-Synthesephase verlassen haben, enthalten lediglich ^{3}HTDR. Sie sind im Autoradiogramm aufgrund der energiearmen ß-Emission durch Silberkörner charakterisiert, welche die Kerngrenze um maximal etwa 1 µm überschreiten. Zellen, die zum Zeitpunkt t die DNS-Synthesephase noch nicht verlassen haben, enthalten ^{3}HTDR + ^{14}CTDR. Zellen, die im Intervall zwischen t_0 und t neu in die DNS-Synthesephase gelangten, werden ausschliesslich mit ^{14}CTDR markiert. Da die Energie der ß-Emission von ^{14}C etwa 10 mal höher liegt als bei ^{3}H, entstehen im Autoradiogramm Silberkornspuren und Silberkörner, die weit ausserhalb der Kern- und Zellgrenzen liegen. Durch die oben angegebene Formel wird berechnet, wie lange es dauert, bis alle bei t_0 markierten Zellen die DNS-Synthesephase verlassen haben. Dies entspricht der DNS-Synthesezeit.

Tab.VI: Ergebnisse von DNS-Synthesezeit-Bestimmungen bei Promonozyten mit verschiedenen Verfahren.

Proband	Methodik: Markierung	Methodik: Autoradiographie	Minuten nach ^{3}HTDR i.v.	DNS-Synthesezeit [Stunden]: Typ II	Typ III	Typ IV	Mittel
hämatologisch gesund	^{3}HTDR + ^{14}CTDR i.v. in vitro	Einschicht	60	12.6	10.5	8.0	9.7
			120	10.2	9.2	7.4	
Sepsis (Patient wurde 2mal untersucht)	^{3}HTDR i.v. + ^{14}CTDR in vitro	Einschicht	60	13.3	8.4	7.1	9.1
			180	12.3	7.0	6.6	
		Zweischicht	60	9.3		8.0	9.4
			120	10.2		8.1	
			180	9.6		11.1	
	^{3}HTDR-Mehrfachinjektion	Einschicht	t_1	9.3	11.6	7.7	9.7
			t_2	10.2	9.9	—	
			Mittel	11.3 9.7	9.4	8.0	9.5

t_1 = Intervall zwischen 1.– u. 2.– ; t_2 = zwischen 2.– u. 3. ^{3}HTDR–Injektion

Bei einer Untersuchung wurden 2 verschiedene autoradiographische Verfahren eingesetzt. Dabei wurde ein Teil der Präparate lediglich mit einer Filmschicht ausgewertet. Beim anderen Teil wurde eine zweite Filmschicht aufgebracht, in der ausschliesslich Silberkörner der ^{14}C-Emission entstanden. In den Präparaten der Doppelschicht-Autoradiographie konnten Typ II- und Typ III-Präkursoren nicht sicher voneinander differenziert werden und wurden daher gepoolt. Da beide Methoden ähnliche Ergebnisse lieferten (Tab. VI), wurden die Präparate des zweiten Probanden lediglich mit Hilfe der Einschicht-Autoradiographie ausgewertet.

Typ I-Präkursoren wurden wegen ihrer Seltenheit im Myelogramm nicht ausgewertet. Die Ergebnisse der anderen Präkursorentypen wichen wenig voneinander ab; auch stimmten die des Gesunden im Wesentlichen mit denen des septischen Krankheitsbildes überein (Tab. VI). In den Befunden kam jedoch eine gewisse Tendenz zur Abnahme der mittleren DNS-Synthesezeit von den Typ II- zu den Typ III- und Typ IV-Präkursoren zum Ausdruck. Bei insgesamt 18 Bestimmungen ergab sich eine mittlere DNS-Synthesezeit der Monozyten-Präkursoren von 9.4

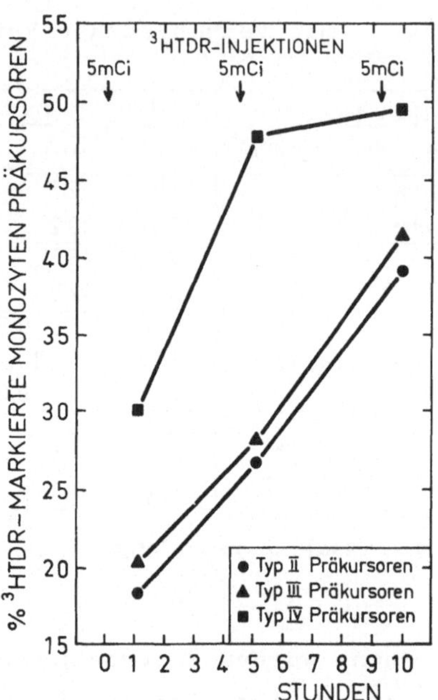

Abb.2: 3HTDR-Mehrfachinjektion. Die Zuwachsrate der 3HTDR-Markierungsindizes der Präkursoren entspricht der Einstromgeschwindigkeit dieser Zellen in die DNS-Synthesephase. Die DNS-Synthesezeit ergibt sich als Quotient des initialen 3HTDR-Markierunsindex und dessen Zuwachsrate. Bei Typ IV-Präkursoren stieg der Markierungsindex nach der 2. Injektion nicht mehr wesentlich an. Es kann daher angenommen werden, dass nach der 3. Injektion die proliferierende Zellfraktion des Kompartments komplett markiert war.

(SD = 2.0) Stunden.

3.2.2. ^{3}HTDR-Mehrfachinjektion

Dieses 2. Verfahren zur Bestimmung der DNS-Synthesezeit wurde eingehend von KILLMANN [92] diskutiert, so dass hier lediglich auf das Prinzip der Methode eingegangen werden soll. Wird ^{3}HTDR in geeigneten Intervallen mehrmals hintereinander injiziert, so nimmt der ^{3}HTDR-Markierungsindex der Zellen eines Kompartments so lange zu, bis die gesamte proliferierende Zellfraktion markiert ist. Die Zunahme des Markierungsindex pro Zeiteinheit entspricht der Fraktion proliferierender Zellen, die pro Zeiteinheit neu in die DNS-Synthesephase eintritt. Die DNS-Synthesezeit ergibt sich durch Division des Markierungsindex nach der ersten ^{3}HTDR-Injektion mit der Zuwachsrate der Markierung.

Auf Abb.2 wurden die ^{3}HTDR-Markierungsindizes der Monozyten-Präkursoren dargestellt, die jeweils unmittelbar nach den verschiedenen ^{3}HTDR-Injektionen ermittelt wurden. Der initiale Markierungsindex der Typ II- und Typ III-Präkursoren lag etwa doppelt so hoch wie bei gesunden Probanden (Tab.IV); bei den Typ IV-Präkursoren des Patienten überstieg er die Norm lediglich um etwa 20%. Typ I-Präkursoren wurden wegen ihres seltenen Vorkommens nicht ausgewertet. Diese Befunde zeigen somit eine erhebliche Zunahme der Fraktion DNS-synthetisierender Promonozyten bei dem septischen Krankheitsbild.

Die Einstromrate in die DNS-Synthesephase ergab für Typ II- und Typ III-Präkursoren nahezu übereinstimmende Werte, die sich zwischen den Intervallen der verschiedenen aufeinander folgenden ^{3}HTDR-Injektionen nicht wesentlich änderten. Die mittlere Zuwachsrate des ^{3}HTDR-Markierungsindex dieser Präkursoren betrug 2.2% pro Stunde.

Bei Typ IV-Präkursoren lag die Zuwachsrate des ^{3}HTDR-Markierungsindex zwischen der ersten und zweiten Injektion bei 4.0%. Dagegen erfolgte zwischen der zweiten und dritten Injektion kein wesentlicher Anstieg mehr und die Kurve ging bei einem ^{3}HTDR-Markierungsindex von etwa 50% in ein Plateau über. Diese Befunde zeigen, dass die Fraktion DNS-synthetisierender Typ IV-Promonozyten bei etwa 50% lag.

Die durch ^{3}HTDR-Mehrfachinjektion ermittelten DNS-Synthesezeiten stimmten im Wesentlichen mit den Ergebnissen der Doppelmarkierungstechnik überein (Tab.VI). Die Werte der Typ II- und Typ III-Präkursoren lagen zwischen 9.3 und 11.6 Stunden (Mittel = 10.2 Stunden). Bei Typ IV-Präkursoren resultierte eine etwas kürzere DNS-Synthesezeit von 7.7 Stunden.

Mit Hilfe der ermittelten Daten kann die Zellzykluszeit (T_C) der Typ IV-Präkursoren des Patienten berechnet werden:

$$T_C = \frac{T_S \cdot \text{DNS-synthetisierende Fraktion}}{\text{initialer } {}^3\text{HTDR-Markierungsindex}} = 12.8 \text{ Stunden}$$

3.3. Zusammenfassung

Bei einem hämatologisch gesunden Probanden und einem Patienten mit septischem Krankheitsbild wurden DNS-Synthesezeit-Bestimmungen an Promonozyten durchgeführt. Die Ergebnisse beider Probanden stimmten weitgehend überein. Aus insgesamt 23 Einzelbestimmungen resultierte eine mittlere DNS-Synthesezeit von 9.5 Stunden (Bereich 7.0 - 13.3 Std.). Die DNS-Synthesezeiten bei den aufgrund der Kernmorphologie klassifizierten Präkursoren zeigten eine gewisse Tendenz zur Abnahme von Typ II (grosse Rund- bis Ovalkernige) nach Typ III (Intermediärformen) zu Typ IV (Gelapptkernige). Durch eine Serie von 3 aufeinander folgenden ^{3}HTDR-Injektionen wurde bei dem septischen Krankheitsbild die Fraktion DNS-synthetisierender Typ IV-Präkursoren mit 50% ermittelt; die Generationszeit lag bei 12.8 Stunden.

4. STRUKTUR-ANALYSE DER MONOZYTOPOESE

In Zusammenarbeit mit Herbert Beckmann, Siegfried Statz, Joachim Bammert, Helga Schulenberg und Horst Grübmeyer.

4.1. Konzept der Untersuchung

Die ersten Informationen über den funktionellen Aufbau der Monozytopoese ergab die Beobachtung der Markierungs-Charakteristik von Blutmonozyten nach ^{3}HTDR-Pulsmarkierung. WHITELAW [204, 205], FLIEDNER et al. [60, 64], v.FURTH und COHN [70] und VOLKMAN [197, 198] zeigten, dass schon wenige Stunden nach einer ^{3}HTDR-Injektion markierte Monozyten im Blut auftreten. Diese Befunde sprechen dafür, dass die Monozyten unmittelbar nach der Passage des intramedullären Proliferationsspeichers ins Blut entlassen werden. Demnach würde die Monozytopoese ein verhältnismässig einfach strukturiertes Zellerneuerungssystem darstellen, das günstige Voraussetzungen für eine Analyse mit Hilfe der ^{3}HTDR-Pulsmarkierung aufweist.

Auf dieser Vorstellung baut das in Abb.3 dargestellte Modell auf. Diesem wurde ein Proliferationsspeicher zugrunde gelegt, der aus mehreren proliferierenden Promonozyten-Generationen besteht, die kettengliederartig hintereinandergeschaltet sind. Unter der Voraussetzung dass die Tochterzellen der aufeinander folgenden Präkursoren-Generationen in geordneter Reihenfolge nach vollständiger Passage des Systems ins Blut entlassen werden, würde eine ^{3}HTDR-Pulsmarkierung eine bestimmte Einstromcharakteristik markierter Blutmonozyten auslösen: Die ersten markierten Monozyten würden mit einer bestimmten Latenz nach der ^{3}HTDR-Injektion im Blut auftreten, da die während der DNS-Synthesephase der reifsten Präkursor-Generation markierten Zellen zunächst die G_2-Phase und Mitose durchlaufen und möglicherweise ausserdem eine bestimmte Zeit für den Zelltransit vom Knochenmark ins Blut benötigen. Die

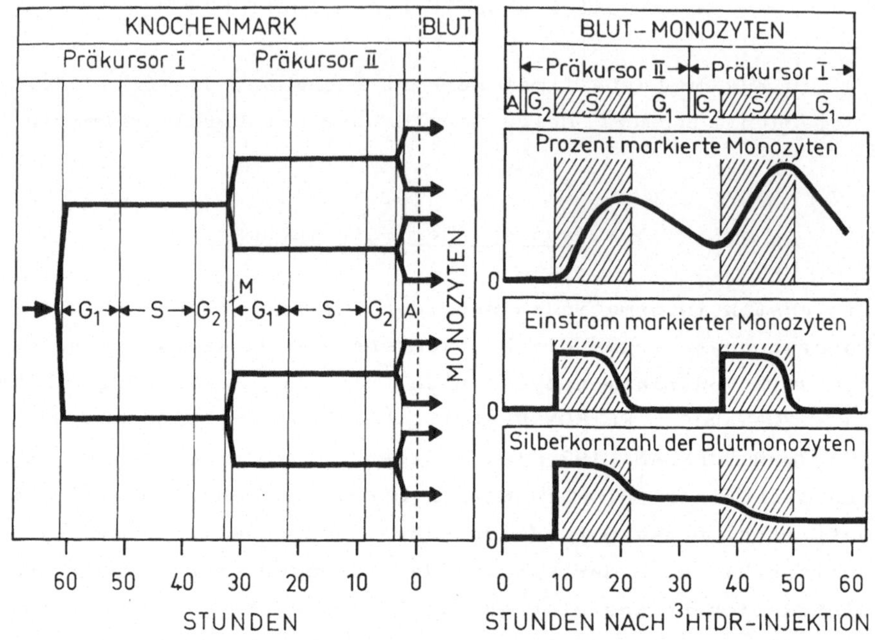

Abb.3: Hypothetisches Modell der Monozytopoese und die hiervon abgeleitete Einstrom-Charakteristik markierter Monozyten ins Blut, ausgelöst durch eine 3HTDR-Pulsmarkierung.

Dauer der ersten Einstromphase würde der mittleren DNS-Synthesezeit der reifsten Präkursor-Generation entsprechen. Bis zum Auftreten der 2. Einstromphase markierter Zellen, welche die DNS-Synthesephase der vorangehenden unreiferen Präkursor-Generation repräsentiert, würde ein „stummes" Intervall durchlaufen, in dem lediglich unmarkierte Zellen aus den nicht markierbaren Zellzyklusphasen der Präkursoren ins Blut gelangen.

Da bei der Mitose einer ^{3}HTDR-markierten Zelle die Radioaktivität etwa gleichmässig auf beide Tochterzellen verteilt wird, würde die Markierungsintensität der nacheinander ins Blut gelangenden Kohorten markierter Monozyten jeweils auf etwa die Hälfte abfallen.

Die Einstrom-Charakteristik markierter Monozyten ins Blut und deren Markierungsintensität würde somit die Dauer und Position der ^{3}HTDR-markierbaren und der nicht markierbaren Zellzyklusphasen verschiedener Präkursoren-Generationen im Proliferationsspeicher der Monozytopoese widerspiegeln.

Bei der experimentellen Durchführung des Versuchsplans wurde zunächst das Verhalten des Markierungsindex der Blutmonozyten nach der ^{3}HTDR-Injektion registriert. Aus diesen Kurven wurde mathematisch die den Zelleinstrom begleitende Akkumulation und Abwanderung markierter Monozyten eliminiert und damit die Einstromcharakteristik isoliert.

4.2. Material und Methoden

4.2.1. Probanden

Hämatologisch gesund. Untersucht wurden 3 Probanden, die ihr Einverständnis zu dem Experiment gaben. Ein 69-jähriger Patient (R.O.): Zustand nach dekompensierter Herzinsuffizienz, absolute Arrhythmie, Hypertonie, Struma.- Eine 71-jährige Patientin (Sch.F.) mit Herzinsuffizienz und euthyreoter Jodmangel-Struma.- Ein 78-jähriger Patient (M.H.) mit Altersdiabetes und Herzinsuffizienz. Das Hämatogramm war bei 2 der Probanden normal; bei dem Pat. M.H. wurde eine ungeklärte Vermehrung der oval- bis rund-kernigen Typ c Monozyten im Blut beobachtet (Tab.VII).

Chronisch bakterieller Infekt. Zwei tief bewusstlose Patienten wurden im Finalstadium septischer Krankheitsbilder untersucht. Die Leukozytenwerte schwankten erheblich. Bei beiden Fällen lag eine Monozytose um 1 000 Monozyten pro µl Blut vor. Die Patienten verstarben während der Untersuchung.

Polycythaemia vera. Bei dem 75 Jahre alten Patienten (D.H.), dessen Einwilligung zu der Untersuchung vorlag, wurde 6 Jahre zuvor das Vorliegen einer Polycythaemia vera festgestellt,

Tab.VII: Konzentration der Monozyten im Blut bei den untersuchten Probanden (Typ a = grosse rund- bis ovalkernige Blutmonozyten; Typ b = Intermediärformen; Typ c = gelapptkernige Blutmonozyten).

Pat.	Bemerkung	Monozyten pro µl Blut		
		Typ a	Typ b	Typ c
R. O.	hämatolog. gesund	25	100	365
Sch.F.	hämatolog. gesund	50	90	245
M. H.	hämatolog. gesund	120	200	180
M. J.	Septicaemie	70	180	740
M. K.	Septicaemie	350	370	280
D. H.	Polycythaemia vera	80	220	385
Normal (N = 10; $\bar{X} \pm 2$ SD)		10-50	30-210	50-380

die in regelmässigen Intervallen mit Radiophosphor behandelt wurde. Die Erythrozytenwerte lagen zum Zeitpunkt der Untersuchung im Normbereich; die Leukozytenzahlen waren durch eine Vermehrung der Neutrophilen und Monozyten auf 28 000 pro µl erhöht; ausserdem bestand eine Thrombozytose von 540 000 pro µl. Die Monozytose war durch eine Zunahme aller 3 Monozytenformen im Blut bedingt (Tab.VII).

4.2.2. ^{3}HTDR-Pulsmarkierung

Nach intravenöser Injektion von 0.1 mCi ^{3}HTDR/kg Körpergewicht (19.5 Ci/mmol; Radiochemical Centre, Amersham, England) wurden in 1- bis 6-stündigen Intervallen Blutproben entnommen zur Herstellung von Leukozytenkonzentrat-Ausstrichen (Kap.6). Diese wurden nach 2-stündiger Wässerung und Fixation (3 · 10 Minuten in Methanol) mit Hilfe der Stripping-Film Technik (Kodak AR 10) autoradiographiert. Die Expositionszeiten der Präparate der 5 Probanden lagen bei 49, 70, 54, 42, 45 und 49 Tagen (Reihenfolge wie in Tab.VII). Nach der Entwicklung wurden die Präparate durch den Film nach

GIEMSA gefärbt.

Pro Kontrollzeit wurden 1 500 Monozyten mikroskopisch ausgewertet, wobei sowohl die Kernmorphologie (Typ a = grosse Rund- bis Ovalkernige, Typ b = Intermediärform, Typ c = Gelapptkernige (Kap.7))., als auch die Silberkornzahl über dem Kern berücksichtigt wurde. Zur Bestimmung des Backgrounds wurden jeweils 50 zellfreie Areale von Kerngrösse in den Autoradiogrammen ausgezählt.

4.2.3. Berechnung der Einstrom-Charakteristik

Die Berechnungen wurden auf der elektronischen Rechenmaschine IBM 1 130 durchgeführt. Die Daten der einzelnen Patienten und Kontrollzeiten wurden aufgeschlüsselt nach 3 Monozytentypen (rund- bis oval-kernig, intermediär, gelapptkernig) und Silberkornzahl pro Zellkern verlocht. Die Häufigkeitsverteilung der Silberkornzahlen der einzelnen Monozytentypen zum Untersuchungszeitpunkt (t), wurde jeweils als Histogramm auf Platte gespeichert. Aufgrund dieser Histogramme wurde dann für jeden Monozytentyp der Markierungsindex (in Prozent) berechnet. Hierbei wurde eine Differenzierung zwischen Zellen unterschiedlicher Markierungsintensität durch Summation aller Zellen oberhalb verschieden gewählter Silberkornzahlen pro Zellkern (= 3, 4, 5, 6, 8, 10, 15, 20, 25, 30, 40, 50, 60, 70, 80) vorgenommen. Die Ergebnisse wurden graphisch dargestellt und zur Weiterverarbeitung auf Lochkarten gestanzt.

Die Kurven für den Markierungsindex der einzelnen Monozytentypen wurden durch Polynome approximiert. Dabei wurde die Regression nach dem IBM-Standardprogramm POLRG zugrundegelegt. Der höchste Polynomgrad, der zugelassen wurde, war 6. Mit diesem Verfahren wurde zunächst die Gesamtkurve approximiert. In einzelnen Fällen wurde unter Verwendung von Vorkenntnissen eine Verbesserung der Approximation versucht, indem die Kurve in zwei oder drei Teile mit sich überlappenden zeitlichen Intervallen zerlegt wurde. Für jedes Zeitintervall wurde die Approximation gesondert durchgeführt. Die vom Programm POLRG angegebenen Koeffizienten wurden abschnittsweise verwandt. Dabei wurde die Grenze innerhalb der Überlappung so gewählt, dass die Ableitungen der beiden Polynome an der „Nahtstelle" möglichst gleich waren, um ein glattes Aneinandersetzen der einzelnen Kurvenanteile zu ermöglichen.

Aus diesen Regressionskoeffizienten wurde der approximierte Verlauf des Markierungsindex abgeleitet (differenziert). Mit Hilfe der Ableitung wurde auf den Verlauf des Einstroms markierter Monozyten ins Blut nach folgender Gleichung rückgerechnet:

$$q(t) = p(t) \quad \frac{1}{\varrho} \cdot \frac{d}{dt} p(t)$$

q = prozentualer Anteil markierter Monozyten eines bestimmten Monozytentyps unter den ins Blut einströmenden Monozyten dieses Typs.

p = Markierungsindex der zirkulierenden Monozyten eines bestimmten Typs.

Diese Gleichung wurde folgendermassen hergeleitet:

$$\frac{d}{dt} (n \cdot p) = qy - py; \; n\dot{p} = (q - p)\, y; \; \left(\frac{n}{y}\right) \dot{p} + p = q$$

n = Monozytenpool im Blut

y = Umsatzgeschwindigkeit der Blutmonozyten

$\varrho = \frac{n}{y}$ = Geschwindigkeit des Umsatzes als Fraktion von n = „fractional turnover rate". Sie wurde am Spezialfall $q \equiv 0$ bestimmt, durch Autotransfusion von ^{3}HDFP-markierten Monozyten bei 9 gesunden Probanden (Kap.6).

Dabei gilt: $\dot{p} = -p \cdot \varrho$; $p = ae^{-\varrho t}$; $\varrho = \frac{\ln 2}{T1/2}$

4.3. Ergebnisse

4.3.1. Markierte Monozyten im Blut nach ^{3}HTDR-Pulsmarkierung

Der mittlere Background der Präparate lag bei etwa 1 Silberkorn pro Kernareal. Die Prüfung der vom Computer ausgegebenen Kurven für das Verhalten von Monozyten mit verschieden hohen Silberkornzahlen zeigte, dass Kurven, bei denen Monozyten mit 3 und mehr Silberkörnern als markiert gewertet wurden, den höchsten Informationsgehalt besassen. Daher soll lediglich auf diese Ergebnisse eingegangen werden.

Abb.4 stellt die Chronologie markierter Monozyten im Blut nach ^{3}HTDR-Pulsmarkierung dar, wie sie bei zwei hämatologisch gesunden Probanden beobachtet wurde. Direkt nach der ^{3}HTDR-Injektion lagen die Markierungsindizes der Blutmonozyten um 1%. Nach einem 6-stündigen Intervall trat ein systematischer, etwa 11 Stunden dauernder Anstieg der Markierungsindizes auf. Es folgte eine plateauartige oder leicht abfallende Komponente von etwa 15 Stunden Dauer, die dann in eine 2. Anstiegsphase überging, die schliesslich - etwa 50 Stunden nach ^{3}HTDR-Injektion - in einem Maximum endete. Später fielen die Markierungsindizes wieder ab. Etwa 65 Stunden nach der ^{3}HTDR-Injektion erschien eine 3. Anstiegsphase, die wiederum zu einem Maximum führte, das etwa 25 Stunden nach dem ersten erreicht wurde.

Bei einem dritten hämatologisch Gesunden, der erhöhte Werte rund- bis oval-kerniger Typ a Monozyten aufwies, ergab sich eine Kurve, die lediglich bis etwa 20 Stunden nach ^{3}HTDR-Injektion ähnlich verlief, wie bei den beiden geschilderten Probanden. Später streuten die Markierungsindizes erheblich.

Die bei zwei Patienten mit Septicaemie ermittelten Befunde (Abb.5) zeigten, gegenüber hämatologisch Gesunden, eine wesentlich steiler verlaufende initiale Anstiegsphase der Markierungsindizes.

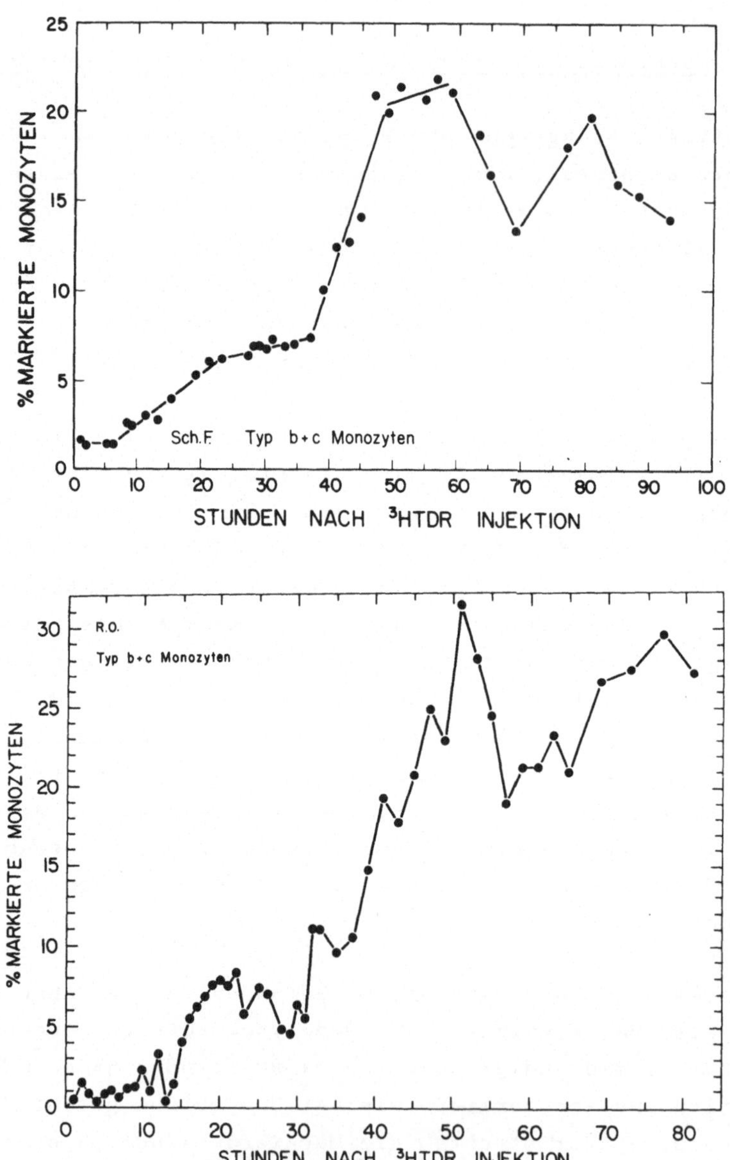

Abb.4: Markierte Monozyten im zirkulierenden Blut nach 3HTDR-Pulsmarkierung bei 2 hämatologisch Gesunden.

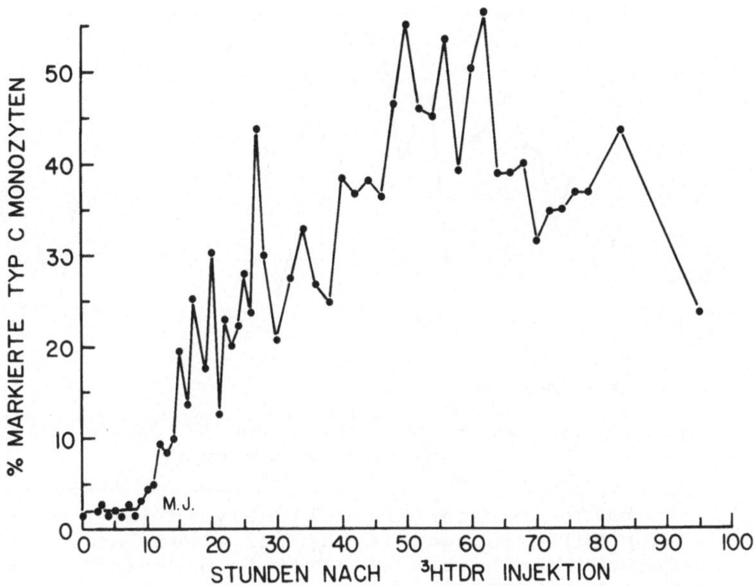

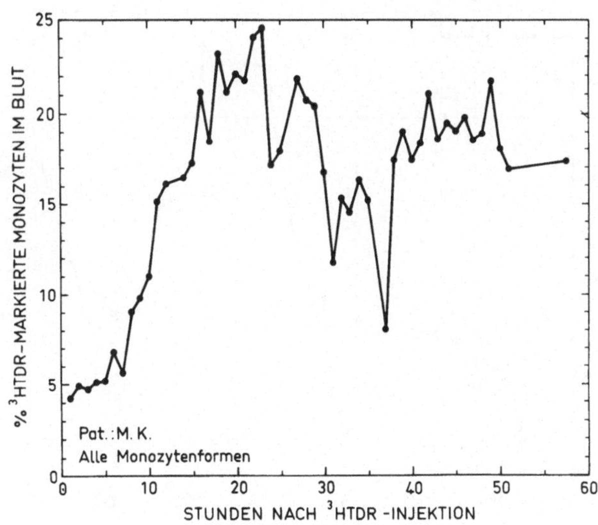

Abb.5: Markierte Monozyten im zirkulierenden Blut nach 3HTDR-Pulsmarkierung bei zwei Patienten mit Septicaemie.

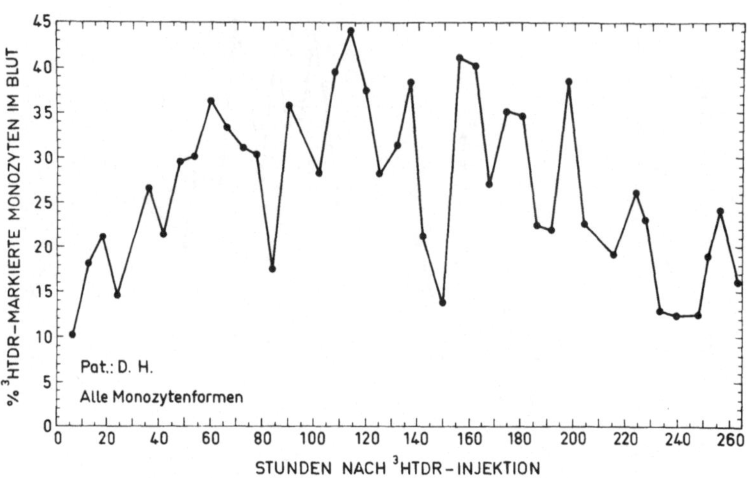

Abb.6: Verhalten markierter Blutmonozyten (alle Formen) nach 3HTDR-Pulsmarkierung bei einem Patienten mit Polycythaemia vera. Die mittlere Periodik der Maxima lag bei 25 Stunden.

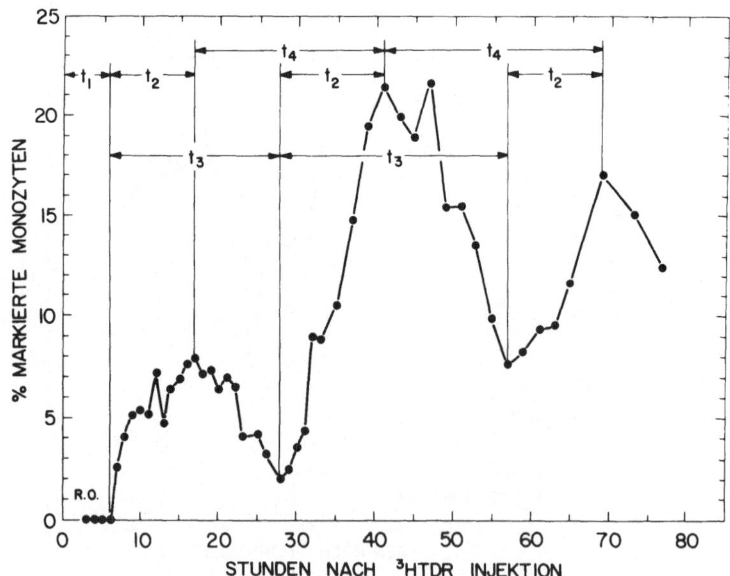

Abb.7: Berechnete Einstromcharakteristik markierter, gelapptkerniger Monozyten ins Blut nach 3HTDR-Pulsmarkierung bei einem hämatologisch Gesunden.

Bei dem Patienten mit Polycythaemia vera wurde die Versuchsdauer auf 11 Tage ausgedehnt. Da die Blutkontrollen nicht, wie bei den übrigen Versuchen stündlich, sondern in 6-stündigen Abständen erfolgten, lieferten die ermittelten Daten nur ein grobes Bild über das Verhalten der markierten Monozyten im Blut. Durch die längere Beobachtung kamen jedoch mehrere Kurvenmaxima zur Darstellung, die in ziemlich regelmässigen Intervallen auftraten (Abb.6): 30-, 24-, 24-, 18-, 18-, 24-, 26- und 34 Stunden (Mittel: 25 Stunden).

4.3.2. Einstromcharakteristik markierter Monozyten ins Blut nach ^{3}HTDR-Pulsmarkierung

Der den Einstrom markierter Zellen ins Blut begleitende Verlust durch Zellabwanderung aus der Blutbahn wurde durch eine Computer-Analyse korrigiert. Auf diese Weise liess sich die Chronologie des Einstroms markierter Monozyten ins Blut isolieren.

Gelapptkernige Monozyten. Ein Beispiel der Einstromcharakteristik, wie sie bei zwei hämatologisch Gesunden beobachtet wurde, ist in Abb.7 dargestellt. Die Kurve zeigt mehrere sich überlappende Wellen von ins Blut einströmenden markierten Monozyten. Zwischen der Pulsmarkierung und dem Beginn der ersten Welle lag ein mittleres Zeitintervall t_1 von 6 Stunden (Tab.VIII). Die Dauer des steil ansteigenden Schenkels aller beobachteten Einstromwellen t_2 wurde direkt aus der Kurve abgelesen. Der Mittelwert von t_2 lag bei 11 Stunden. Ebenso wurden auch die Zeiten t_3 und t_4 ermittelt, die das Intervall zwischen dem Beginn und dem Maximum von zwei aufeinander folgenden Wellen darstellen. Für t_3 und t_4 ergab sich ein Mittelwert von 29 Stunden.

Intermediärformen und rund- bis oval-kernige Monozyten. Die Einstromcharakteristik der markierten Intermediärformen (Zellen mit schwach ausgeprägter Kernlappung) wich nicht wesentlich von derjenigen gelapptkerniger Monozyten ab (Abb.8).

Tab.VIII: Ergebnis der graphischen Analyse der Einstromkurven markierter, gelapptkerniger Monozyten ins Blut nach 3HTDR-Pulsmarkierung bei hämatologisch gesunden Probanden (s. Abb.7).

Pat.	t_1		t_2		t_3		t_4	
R. O.	7	10	13	12	21	29	24	28
Sch.F.	5	10	12	11	30	35	32	34
M. H.	5	10	--	--	--	--	--	--
Mittel	6		11			29		

Einheit von t_1 - t_4 in Stunden

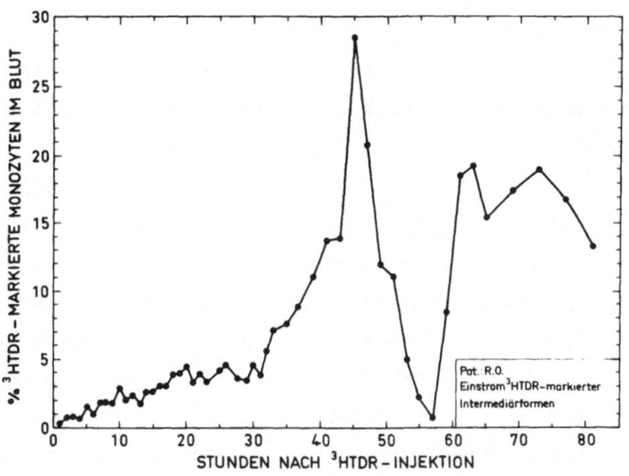

Abb.8: Berechnete Einstromcharakteristik markierter Monozyten-Intermediärformen (Typ b Monozyten) ins Blut nach 3HTDR-Pulsmarkierung bei einem hämatol. Gesunden.

Dagegen wurde bei den rund- bis oval-kernigen Monozyten schon direkt nach der Pulsmarkierung eine hohe Einstromrate markierter Zellen beobachtet. Die Werte fielen dann bis zur 20. Stunde nach ^{3}HTDR-Injektion auf ein Minimum ab und stiegen zwischen der 40-sten und 55-sten Stunde wieder zu einem Maximum an (Abb.9).

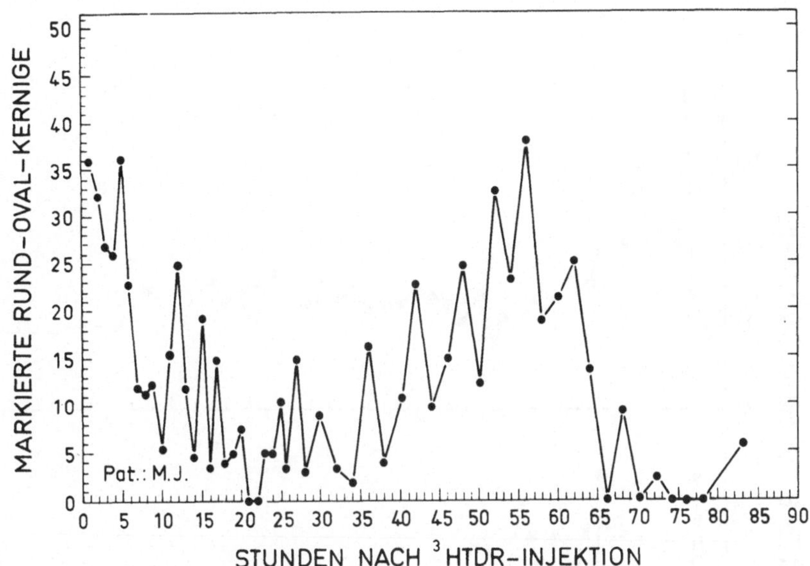

Abb.9: Berechnete Einstromcharakteristik markierter, rund- bis oval-kerniger Typ a Monozyten ins Blut nach 3HTDR-Pulsmarkierung bei einem Patienten mit Sepsis.

4.3.3. Mittlere Silberkornzahlen markierter Monozyten

Sowohl bei allen untersuchten Probanden als auch bei den 3 verschiedenen Monozytenformen wurden ähnliche Befunde erhoben: die höchsten Werte der mittleren Silberkornzahlen der markierten Monozyten traten kurz nach der ^{3}HTDR-Markierung auf, dann folgte ein allmählicher und etwa gleichmässiger Abfall (Abb.10).

4.4. Diskussion

4.4.1. Diskrepanz zwischen Konzept und Experiment

Die experimentellen Beobachtungen wichen in folgenden Punkten von den, aufgrund des hypothetischen Modells (Abb.3), postulierten Ergebnissen ab:

a) Schon unmittelbar nach der ^{3}HTDR-Pulsmarkierung kamen im

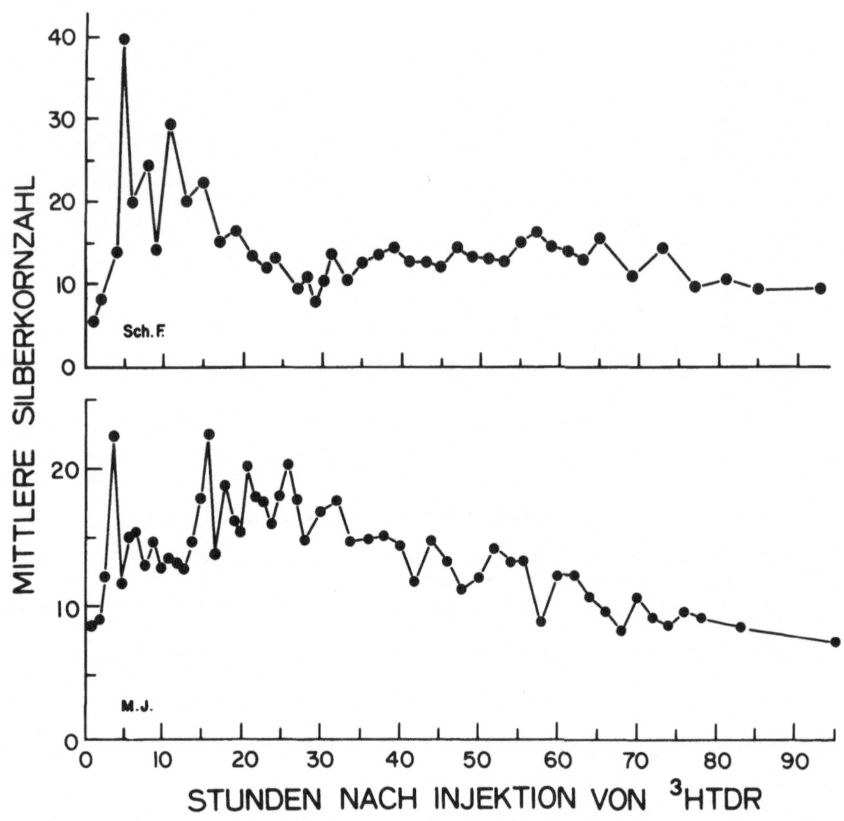

Abb.10: Mittlere Silberkornzahlen markierter, gelapptkerniger Blutmonozyten nach 3HTDR-Pulsmarkierung bei einem hämatologisch Gesunden (Sch.F.) und einem Patienten mit Sepsis (M.J.).

zirkulierenden Blut markierte Monozyten vor. Hierbei handelte es sich um DNS-synthetisierende Blutmonozyten (Kap.7,8).

b) Die mittleren Silberkornzahlen der markierten Blutmonozyten fielen im Verlauf der Untersuchung ziemlich gleichmässig ab. Die postulierte stufenweise Abnahme der Silberkornzahlen auf jeweils etwa die Hälfte des vorhergehenden Niveaus, zeichnete sich nicht ab.

c) Der Beginn der Einstromphasen markierter Monozyten war

nicht durch eine plötzlich einsetzende, sprungartige Zunahme der Einstromrate gekennzeichnet, sondern erfolgte allmählich. Ebenso versiegte der Einstrom markierter Monozyten ins Blut am Ende der Einstromphase nicht augenblicklich, sondern er fiel langsam wieder ab, ohne die Nullinie wieder zu erreichen.

d) Die Einstromcharakteristik der verschiedenen Monozytenformen, die auf den Ausstrichpräparaten aufgrund ihrer Kernmorphologie differenziert wurden, wies typische Unterschiede auf.

e) Während der initialen Einstromphase nach der ^{3}HTDR-Pulsmarkierung traten bei Infektpatienten wesentlich höhere Einstromraten markierter Monozyten auf, als bei Gesunden.

Die experimentellen Befunde zeigten damit, dass in dem einfachen Modell der Monozytopoese, das dem Versuchskonzept zugrunde lag, verschiedene biologische Gegebenheiten nicht berücksichtigt wurden. Diese sollen in den folgenden Abschnitten näher analysiert werden.

4.4.2. Der Proliferationsspeicher

Bei der Erythrozytopoese und Granulozytopoese lassen sich die Proliferationsspeicher einfach abgrenzen. Sie stellten Zellkompartments mit zytomorphologisch eindeutig definierten Vorläuferzellen dar, die unter Normalbedingungen lediglich im Knochenmark vorkommen. Zellen die das Kompartment verlassen, verlieren irreversibel die Proliferationsfähigkeit. Diese Zellen lassen sich auch aufgrund morphologischer Kriterien eindeutig identifizieren.

Bei der Monozytopoese liegen kompliziertere Verhältnisse vor, die eher mit denen des lymphatischen Zellerneuerungssystems vergleichbar sind, denn die aus dem Knochenmark ins Blut entlassenen Monozyten und die sich daraus ableitenden Makrophagen besitzen noch die Fähigkeit zur Zellteilung. Im Vergleich zu den Monozyten-Präkursoren des Knochenmarks ist die Proliferationsaktivität der Monozyten und Makrophagen derart gering, dass auch bei der Monozytopoese die Abgrenzung eines intramedullären Proliferationsspeichers gerechtfertigt erscheint.

In diesem Zusammenhang seien einige von v.FURTH [69] publizierte Daten erwähnt. Nach einer 24-stündigen Inkubation von Swiss-Mäuse-Zellen in einem ^{3}HTDR-haltigen Medium wurden folgende ^{3}HTDR-Markierungsindizes beobachtet: Promonozyten 50.3%, Blutmonozyten 0%, Peritonealmakrophagen 2.2% und Alveolarmakrophagen 2.3%.- Es konnte gezeigt werden, dass die Zellteilungsrate der Makrophagen unter bestimmten Bedingungen zunimmt. Dieses Phänomen wurde beobachtet bei den Makrophagen im Gebiet chronischer Entzündungen [176], bei den v. KUPFFER'schen Sternzellen nach partieller Hepatektomie oder Oestrogen-Applikation [16, 89, 95, 207], bei v.KUPFFER'schen Zellen, Peritonealmakrophagen und Alveolarmakrophagen unter den Bedingungen der graft-versus-host-Reaktion und bei Einwirkung anderer Stimuli, die wahrscheinlich ebenfalls zu einer Allergie vom verzögerten Typ führten [65, 141].

4.4.3. Monozytentransit vom Knochenmark ins Blut

Der Zelltransit vom Knochenmark ins Blut umfasst 2 Abschnitte: die Wanderung der Zellen von ihrem Bildungsort im Knochenmark zu den Knochenmarksinus und die Penetration des Sinusendothels. Beide Prozesse beruhen wohl in erster Linie auf der Zell-Motilität und Zell-Migration. Mikrokinematographische Beobachtungen (Kap.7) zeigten übereinstimmend mit den Ergebnissen von BOLL [19], dass schon die Monozyten-Präkursoren eine deutliche Kern- und Zell-Molilität besitzen, die parallel mit dem Zellalter bzw. dem Differenzierungsgrad zunimmt und die bei den hochdifferenzierten Blutmonozyten am intensivsten ausgeprägt ist.

Bei der Herstellung von Ausstrichpräparaten werden die Zellen in ihrer augenblicklichen Bewegungsphase auf dem Objektträger fixiert. Unreife Zellen werden auf den Präparaten wegen ihrer sehr trägen Kernbewegungen mit hoher Wahrscheinlichkeit als Rund-kernige festgehalten. Dagegen werden Blutmonozyten, die aufgrund ihrer vitalen Kernmotilität nahezu permanent Kerneinschnürungen aufweisen, häufig als Gelapptkernige fixiert.

Das Zutreffen dieser Vorstellung wurde bestätigt durch das Studium verschiedener funktioneller Charakteristika der im Blut vorkommenden Monozyten-Typen (Kap.7): Die rund- bis oval-kernigen Monozyten erwiesen sich als die unreifsten, die gelappt-kernigen Monozyten als die reifsten im Blut vorkommenden Monozytenformen, während schwach gelappte Monozyten eine Intermediärstellung einnahmen. Bei gesunden Probanden lag die Häufigkeitsverteilung der unreifen zu halbreifen zu reifen Monozyten im Mittel bei 1:3:6.

Diese Befunde zeigen, dass unter Normalbedingungen neben einem überwiegenden Anteil hochdifferenzierter Monozyten auch unreifere Monozytenformen aus dem Knochenmark ins Blut entlassen werden.

Die dem ursprünglichen Modell der Monozytopoese zugrunde liegende Vorstellung, dass Monozyten erst nach vollständiger Passage des intramedullären Proliferationsspeichers aus dem Knochenmark ins Blut entlassen werden, erwies sich damit als unhaltbar. Sie wurde folgendermassen revidiert (Abb.11): Es wurde angenommen, dass der Zelltransit vom Knochenmark ins Blut prinzipiell zu jeder Zeit während der Passage des Proliferationsspeichers möglich ist. Die Wahrscheinlichkeit des Transits ist jedoch beim Zelleintritt in den Proliferationsspeicher sehr gering und nimmt dann parallel der Zell-Aufenthaltsdauer in diesem Speicher (t) zu. Ein ähnliches Verhalten wurde für die Zell- und Kern-Motilität (M) postuliert, die ebenfalls parallel zu t anwächst. Die Wahrscheinlichkeit des Auftretens einer bestimmten Kernmorphologie von Promonozyten und Blutmonozyten auf Ausstrichpräparaten

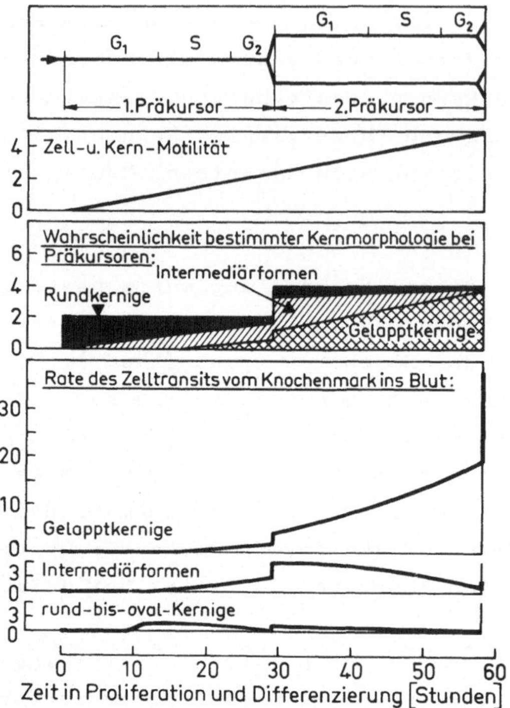

Abb.11: Ein Modell für den Monozytentransit vom Knochenmark ins Blut: Mit zunehmender Differenzierung entwickeln die Monozyten eine zunehmend intensiver werdende Motilität des Zytoplasmas und der Zellkerne. Sie verweilen dadurch immer seltener im Zustand der Rundkernigen und häufiger in dem der Gelapptkernigen. Die Übergangswahrscheinlichkeit der Zellen vom Knochenmark ins Blut wächst parallel zur Differenzierungszeit.

ist eine Funktion von M bzw. von t, dergestalt das bei niedrigen Werten von M oder t die Wahrscheinlichkeit für das Vorkommen rundkerniger Zellen hoch und für Gelapptkernige gering ist. Umgekehrt liegen die Verhältnisse bei hohen Werten von M oder t.

Die Rate des Zelltransits wurde für die 3 Monozytentypen berechnet durch Multiplikation der Poolgrösse kernmorphologisch gleichartiger Promonozyten zum Zeitpunkt t mit der Transitwahrscheinlichkeit zu diesem Zeitpunkt.

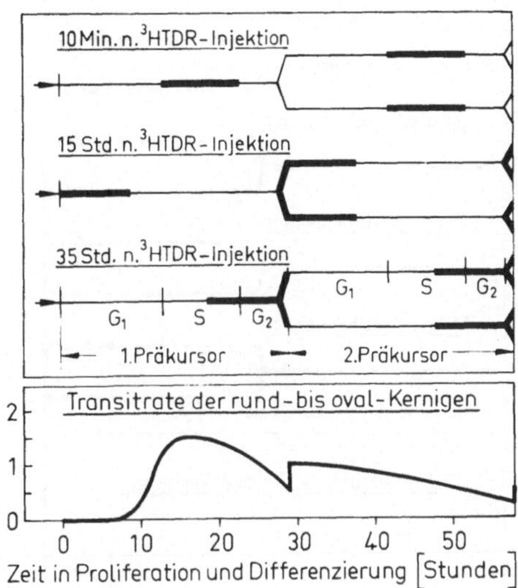

Abb.12: Position markierter Monozyten-Präkursoren innerhalb des Proliferationsspeichers der Monozytopoese zu verschiedenen Zeitpunkten nach 3HTDR-Pulsmarkierung (skizziert durch Balken) in Projektion auf die Transitkurve der rund- bis oval-kernigen Monozyten.

4.4.4. Prüfung des Transit-Modells

Vergegenwärtigt man sich die Position markierter Präkursoren innerhalb des Proliferationsspeichers zu verschiedenen Zeiten nach der ^{3}HTDR-Pulsmarkierung, so lassen sich mit Hilfe der oben ermittelten Transitkurven Einstromkurven markierter Monozyten ableiten. Dies soll am Beispiel der rund- bis oval-kernigen und der gelappt-kernigen Monozyten demonstriert werden.

Rund- bis oval-kernige Monozyten (Abb.12). Direkt nach der ^{3}HTDR-Pulsmarkierung liegen die markierbaren Zellen des 1. Präkursor Kompartments im Maximum der Transitkurve, so dass zu diesem Zeitpunkt eine hohe Einstromrate von markierten rund- bis oval-kernigen Monozyten ins Blut zu erwarten wäre.

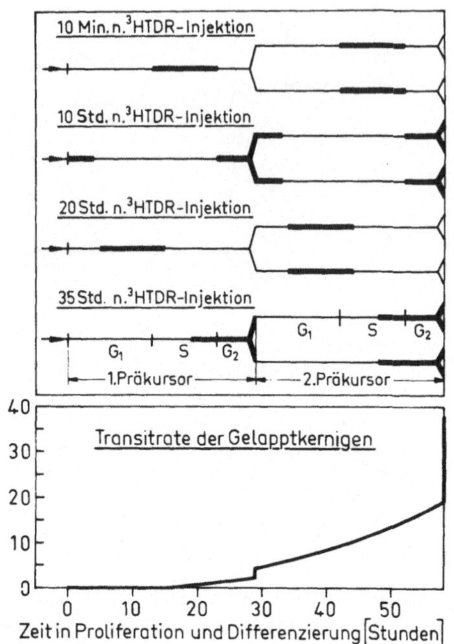

Abb.13: Position markierter Monozyten-Präkursoren innerhalb des Proliferationsspeichers der Monozytopoese zu verschiedenen Zeitpunkten nach 3HTDR-Pulsmarkierung in Projektion auf die Transitkurve der gelapptkernigen Monozyten.

In den folgenden Stunden würde dann die Einstromrate abfallen, da die markierten Zellen das Transitoptimum verlassen. Etwa 30 Stunden nach der Pulsmarkierung rückt erneut eine Kohorte markierter Zellen ins Emigrationsoptimum vor, sodass zu diesem Zeitpunkt eine Zunahme der Einstromrate markierter Zellen ins Blut zu erwarten wäre.

Gelapptkernige Monozyten (Abb.13). Das Transitoptimum für die gelapptkernigen Monozyten liegt am Ende des Proliferationsspeichers. Etwa 6 Stunden nach der Pulsmarkierung wird es von Zellen erreicht, die auf der Stufe der reifsten Präkursoren-Generation markiert wurden. Von diesem Zeitpunkt an wäre für die Dauer der 10-stündigen DNS-Synthese mit hohen Einstromraten markierter Zellen zu rechnen. Dann würde der Einstrom abnehmen, bis - 35 Stunden nach der Markierung - die folgende markierte Kohorte, ins Emigrationsoptimum vorrückt.

Die gute Übereinstimmung der abgeleiteten Einstromkurven markierter Monozyten mit den experimentell beobachteten Kurven spricht dafür, dass das Transitmodell im Wesentlichen mit den tatsächlichen Prozessen übereinstimmt.

4.4.5. Beherbergt das Knochenmark neben dem Proliferationsspeicher noch weitere Zellspeicher der Monozytopoese?

Von der Granulozytopoese ist bekannt, dass die Zellen nach der Passage des Proliferationsspeichers zunächst einen nachgeschalteten Reifungsspeicher und ausserdem einen Reservespeicher durchlaufen, ehe sie in die Blutbahn entlassen werden [38, 45, 49, 61, 202]. Die Transitzeit dieser Nicht-Proliferationsspeicher, gemessen als Latenz bis zum Erscheinen der ersten markierten Neutrophilen im Blut nach ^{3}HTDR-Pulsmarkierung, beläuft sich beim gesunden Menschen auf 96 - 144 Stunden [62]. Dagegen erfolgte die initiale Einstromphase markierter Monozyten ins Blut schon 6 Stunden nach der Markierung. Während dieser kurzen Zeitspanne durchlaufen die Zellen die G_2-Phase und Mitose (Mitosedauer etwa 1 Std. [142, 154]) des reifsten Präkursors und den Emigrations-Prozess. Daraus ergibt sich, dass die Monozytopoese weder über einen intramedullären Reifungs- noch Reserve-Speicher verfügt.

4.4.6. Zeitcharakteristik des Zellzyklus der Promonozyten unter Normalbedingungen

Unter Berücksichtigung des modifizierten Modells für den Monozytentransit vom Knochenmark ins Blut ergibt sich für die verschiedenen Abschnitte der Einstromkurven ^{3}HTDR markierter Monozyten (Abb.7; Tab.VIII) folgende Interpretation:

Das Intervall zwischen Pulsmarkierung und dem Auftreten der ersten Einstromwelle (t_1) umfasst die G_2-Phase, die Mitose und den Emigrationsprozess der Zellen.

Die Dauer des steil ansteigenden Schenkels der Einstromwellen (t_2) kann als Näherungswert für die DNS-Synthesezeit angesehen werden. Der Mittelwert von 11 Stunden stimmt gut mit den Ergebnissen unabhängiger Messungen (Kap.3) überein.

Die Intervalle zwischen dem Beginn der steil ansteigenden Phasen aufeinander folgender Einstromwellen (t_3) bzw. zwischen deren Maxima (t_4) reflektiert näherungsweise die Dauer des gesamten Zellzyklus. Demnach würde die Zellzykluszeit der Promonozyten etwa 29 Stunden betragen.

4.4.7. Monozytopoese beim Infekt

Bei Patienten mit schweren bakteriellen Infektionen überstieg die initiale Einstromphase die Norm erheblich (Abb.5). Ein ähnlicher Befund wurde auch von FLIEDNER et al. [60, 64] mitgeteilt. Diese Beobachtungen müssen gemäss dem Versuchskonzept, mit einer Steigerung der DNS-Synthese- und Proliferations-Aktivität inerpretiert werden.- Die Proliferations-Aktivität kann aber nur dann verstärkt werden, wenn eine Proliferations-Reserve vorhanden ist, die unter Normalbedingungen nicht utilisiert wird. Beim Gesunden scheint also ein Teil der Zellpopulation die Teilungsmöglichkeit auf der Stufe des reifsten Präkursors zu „verschlafen" und erst dann zur Proliferation zu „erwachen" (Terminologie nach KILLMANN [93]), wenn ein erhöhter Monozytenbedarf im Organismus auftritt. Ein derartiger Mechanismus würde eine rasche Adaptation der Monozytenproduktion an den Monozytenbedarf ermöglichen.- Für die tatsächliche Existenz eines derartigen Prinzips sprachen Beobachtungen bei Patienten vor und nach chirurgischen Eingriffen. Schon wenige Stunden nach Operationsbeginn war ein Anstieg der Monozytenproduktionsrate nachzuweisen (Kap.11). Die direkte Analyse der Proliferationsaktivität der Monozyten-Präkursoren vor und nach einem Entzündungsreiz bestätigte schliesslich eindeutig das Zutreffen dieser Interpretation (Kap.12).

5. TRANSITZEIT DER MONOZYTOPOESE

In Zusammenarbeit mit Siegfried Statz

Die in Kap.4 besprochenen Ergebnisse der ^{3}HTDR-Pulsmarkierung erlaubten es nicht, die Zahl der hintereinander geschalteten Promonozyten-Generationen eindeutig zu bestimmen. Daher wurde der Versuch unternommen, diese Frage durch Messung der Knochenmark-Transitzeit der Monozytopoese zu klären.

Die im Kap.6 dargestellten Versuche zeigten, dass nicht nur Blutmonozyten, sondern auch Monozyten-Präkursoren intensiv ^{3}H-Diisopropylfluorophosphat (^{3}HDFP) einbauen und sich durch Inkubation mit niedrigen Konzentrationen von ^{3}HDFP autoradiographisch nachweisbar markieren lassen (Tab.XV). Die Markierung erwies sich als stabil und war daher für zellkinetische Studien geeignet (Kap.6). Sie beruht wahrscheinlich auf dem hohen Esterasegehalt der Blutmonozyten und Monozyten-Präkursoren, da Alkylphosphate wie DFP hochwirksame, irreversible Inhibitoren einer Reihe von Esterasen darstellen. Hierbei reagiert DFP mit der freien Hydroxylgruppe von Serin im aktiven Zentrum des Enzyms unter Abspaltung von HF. Das inaktive DFP-Enzym bleibt bis zum Abbau des Proteins intakt [6, 37, 41]. Da bei allen erkennbaren Monozyten-Präkursoren eine hohe Esteraseaktivität vorliegt, kann angenommen werden, dass durch eine Injektion von ^{3}HDFP eine komplette Markierung der in Kap.2 quantitativ und zytomorphologisch definierten Promonozyten erreicht werden kann. Die unreifsten, markierbaren Zellen würden also, ehe sie als Monozyten aus dem Knochenmark ins Blut entlassen werden, den Präkursoren-Speicher der Monozytopoese weitgehend vollständig durchlaufen. Demzufolge würde die Dauer des Einstroms markierter

Monozyten ins Blut nach einer ^{3}HDFP-Injektion näherungsweise der Knochenmark-Transitzeit der Monozytopoese entsprechen.

5.1. Material und Methoden

Untersucht wurde eine 68-jährige Probandin, die sich mit dem Versuch einverstanden erklärte, und bei der lediglich die Zeichen einer beginnenden myokardialen Schädigung durch Koronarinsuffizienz festgestellt werden konnten. 4 mCi ^{3}HDFP entsprechend 0.14 mg DFP wurden intravenös appliziert und anschliessend in 2-3 stündigen Intervallen venöse Blutproben entnommen zur Herstellung von Leukozyten-Konzentrat-Ausstrichen (Kap.6). Die Präparate wurden mit der Dipping-Film Methode autoradiographiert (Expositionsdauer: 123 Tage). Der Monozyten-Markierungsindex wurde für jede Kontrollzeit durch mikroskopische Auswertung von insgesamt 2 000 gelapptkernigen Monozyten und Intermediärformen (Kap.7) bestimmt.

5.2. Ergebnisse

In der 1. Stunde nach der intravenösen Applikation von ^{3}HDFP lag der autoradiographisch bestimmte Monozyten-Markierungsindex im zirkulierenden Blut bei 84%. Die Werte fielen in den folgenden Stunden zunächst steil, später immer flacher ab, bis die Kurve schliesslich in ein Plateau überging (Abb.14). Dieses endete ziemlich unvermittelt 54 Stunden nach der Injektion. Es folgte dann eine exponentiell verlaufende Komponente, die eine Halbwertszeit von 45 Stunden aufwies.

5.3. Diskussion

Der Verlauf des Monozyten-Markierungsindex zeigt eine ähnliche Charakteristik wie Kurven, die von der Gruppe der Utah-Universität [3-5, 17, 37, 202] durch Radioaktivitätsmessungen an zirkulierenden Leukozyten nach DF^{32}P-Injektion ermittelt wurden (Abb.15). Diese Kurven wurden aufgrund auto-

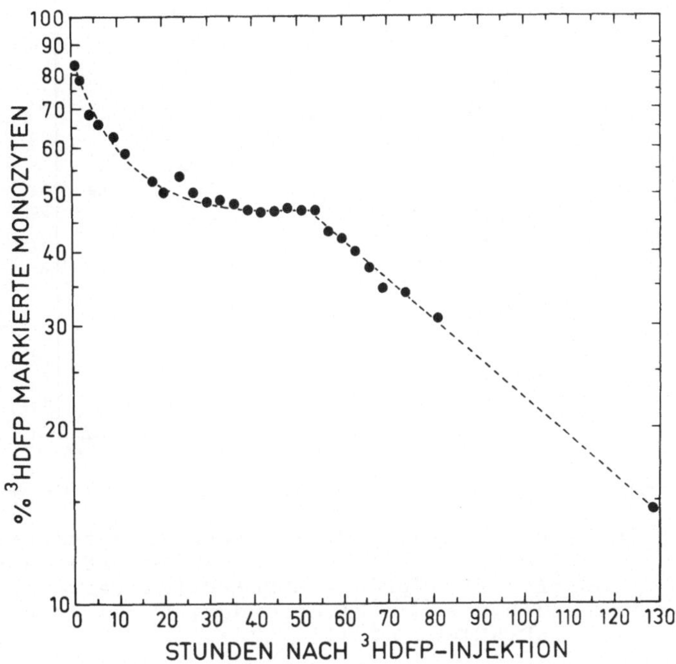

Abb.14: Verhalten markierter Monozyten (Gelapptkernige und Intermediärformen) im zirkulierenden Blut nach intravenöser Applikation von 3HDFP.

radiographischer Befunde von KURTH et al. [99] interpretiert, die zeigten, dass DFP nahezu selektiv in den Granulozyten des Blutes, des Knochenmarks, in Metamyelozyten und Myelozyten angereichert wird wie 1.0 : 0.3 : 0.2 : 0.5. Die DFP-Aufnahme der übrigen Leukozyten erschien vernachlässigbar. Daher wurde die Radioaktivität unfraktionierter Leukozytenproben aus dem peripheren Blut nach $DF^{32}P$-Markierung als Granulozyten-spezifisch bewertet.

Die bei Normalpersonen gemessenen Radioaktivitätskurven wiesen in der Regel 3 Phasen auf (Abb.15). Die Initialphase I fiel steil exponentiell ab. Die Halbwertszeit entsprach der-

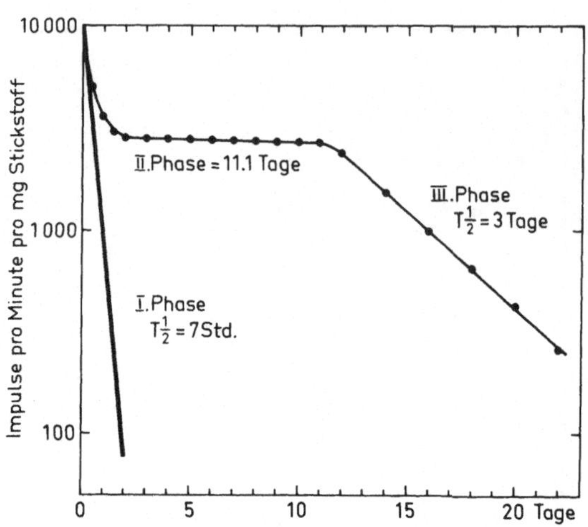

Abb.15: Kurve der Radioaktivität zirkulierender Leukozyten (bezogen auf mg Leukozyten-Stickstoff) nach intravenöser Applikation von DF32P (Mittelwerte von Untersuchungen an 21 Gesunden; Kurve gezeichnet nach CARTWRIGHT et al. [37]).

jenigen der Granulozyten im Blut. Die folgende Phase II verlief plateauartig und ging etwa 11 Tage nach der DF^{32}P-Injektion in Phase III über. Diese letzte Phase fiel wiederum exponentiell ab mit einer Halbwertszeit von etwa 3 Tagen.

Bei der Interpretation dieser Befunde wurde davon ausgegangen, dass DFP, das nicht an Proteine gebunden ist, innerhalb von Minuten durch Fluorophosphatasen zu Diisopropylphosphat abgebaut wird [37]. Dieses Abbauprodukt reagiert nicht mehr mit Proteinen und wird im Urin ausgeschieden. DFP ist somit nach der intravenösen Applikation nur wenige Minuten als Zellmarker wirksam.

Die einzelnen Abschnitte der Radioaktivitätskurve der zirkulierenden Leukozyten nach DF^{32}P-Injektion wurden folgendermassen gedeutet: Phase I repräsentiert den Abstrom derjenigen Granulozyten, die sich zum Zeitpunkt der Markierung im Gefässsystem aufhalten und die ersetzt werden durch Zellen des Granulozyten-Reservespeichers im Knochenmark. Der Radioaktivitätsabfall kommt dadurch zustande, dass die ins Blut einströmenden Granulozyten nur etwa 1/4 der spezifischen Aktivität der abwandernden besitzen.- Während Phase II gelangen nacheinander Granulozyten in die Blutbahn, die auf Stufe der reifen Neutrophilen im intramedullären Reservespeicher, auf Stufe der Metamyelozyten und der Myelozyten markiert wurden. Alle diese Zellen weisen eine ähnliche spezifische Aktivität auf, sodass sich die Radioaktivität der Blutleukozyten während einer Zeitspanne, die eine Myelozyten-Generation und den Zelltransit durch den Reifungs- und Reserve-Speicher der Granulozytopoese umfasst, nicht wesentlich verändert.- Zur Interpretation von Phase III wurde für das Myelozyten-Kompartment ein stammzellartiger Proliferationsmodus angenommen, der bewirkt, dass bei jeder Myelozyten-Generation, die nach der Markierung entsteht, die spezifische Aktivität der Nachfahren auf die Hälfte abfällt und auf diese Weise den gemessenen Radioaktivitätsschwund der Leukozyten im Blut auslöst.

Die Deutung der beobachteten Kurve für die Monozyten-Markierungsindizes kann analog der Granulozytenkurve erfolgen, wenn die besonderen Gegebenheiten der verwendeten Methodik und der Monozytopoese berücksichtigt werden. Die Radioaktivität der Blutmonozyten wurde nicht mit einem Zählgerät,sondern autoradiographisch bestimmt. Durch dieses Verfahren wurden wahrscheinlich nur intensiv markierte Zellen erfasst, da der Monozyten-Markierungsindex nach der ^{3}HTDR-Injektion nicht, wie aufgrund der in vitro Versuche erwartet wurde, um 100% (Tab.XV), sondern lediglich bei 84% lag. Im Verlauf der Untersuchung nahm diejenige Zellfraktion zu, welche die autoradiographische Nachweisgrenze nicht mehr erreichte, denn die initial intensiv markierten Blutmonozyten wurden allmählich durch Zellen ersetzt, deren spezifische Aktivität niedriger lag, aufgrund der vorangegangenen Zellteilungen im Proliferationsspeicher. Ausserdem ist eine unterschiedliche initiale Markierungsintensität der Präkursoren zu berücksichtigen, da wahrscheinlich parallel dem Differenzierungsgrad der Zellen, die Aktivität unspezifischer Esterasen und damit der ^{3}HDFP-Einbau ([102 - 104] Kap.7) zunimmt.

Eine Abnahme der spezifischen Aktivität der ins Blut einströmenden Monozytenfraktion unter die Nachweisgrenze würde den initialen Kurvenabfall erklären. Während der folgenden plateauartigen Komponente (40 - 54 Stunden nach ^{3}HDFP-Injektion) blieb die spezifische Aktivität der Monozyten für eine kurze Zeit konstant. Später fiel sie dann langsam exponentiell ab (T1/2 = 45 Std.).

Der Übergang der Kurvenkomponenten, der etwa 54 Stunden nach der ^{3}HDFP-Injektion erfolgte, entspricht dem Übergang von Phase II zu Phase III bei der Granulozytenkurve (Abb.15). Analog deren Deutung würde der Kurvenknick das Ende der Einstromphase derjenigen Zellen anzeigen, die sich bei der ^{3}HDFP-Injektion im Proliferationsspeicher der Monozytopoese aufhielten und dort markiert wurden. Die Dauer der Einstromphase würde damit der Transitzeit der Monozytopoese entsprechen, die somit etwa 54 Stunden beträgt. Der Zellzyklus der Promonozyten dauert im Mittel 29 Stunden (Kap.4). Somit steht den Präkursoren während der Passage des Proliferationsspeichers die Zeit für zwei aufeinander folgende Generationszyklen zur Verfügung.

5.4. Zusammenfassung der Kapitel 4 und 5

Die Struktur der Monozytopoese wurde analysiert mit Hilfe der Einstromcharakteristik markierter Monozyten ins Blut nach Injektion von ^{3}HTDR und ^{3}HDFP. Die Ergebnisse liessen darauf schliessen, dass die Monozytopoese lediglich aus einem intramedullären Proliferationsspeicher besteht. Hinweise für die Existenz eines gesonderten Reifungsspeichers oder Reservespeichers ergaben sich nicht. Der Proliferationsspeicher besteht aus einem System mehrerer kettengliederartig hintereinander geschalteten Promonozyten-Generationen. Unter Normalbedingungen durchlaufen die einzelnen Promonozyten durchschnittlich 2 Generationszyklen mit einer mittleren Zellzykluszeit von etwa 29 Stunden. Die normale Stammzell- zu Blut-Transitzeit würde demnach etwa 58 Stunden betragen.

Unter Normalbedingungen wird die Proliferationskapazität der Promonozyten nur partiell utilisiert. Bei vermehrtem Monozytenbedarf, wie z.B. bei Infektion und Entzündungen, wird die Proliferationsreserve adäquat mobilisiert.

Promonozyten scheinen prinzipiell zu jedem Zeitpunkt während der Passage des Proliferationsspeichers in der Lage zu sein, vom Knochenmark in die Blutbahn zu emigrieren. Die Wahrscheinlichkeit des Transits ist bei jungen Zellen jedoch gering und nimmt mit dem Zellalter zu (s. Modell Abb.42).

6. KINETIK DER BLUTMONOZYTEN

In Zusammenarbeit mit Hayriye Derin, Djalil Djawari, Jan Fischer-Anze, Ursula v.Hasselt-Janssen, Adele Marwedel und Michael Rau

6.1. Bisher angewandte Methoden und vorliegende Befunde

In der Literatur liegen Monozyten-kinetische Daten vor, die beim Menschen [60, 64], bei Ratten [197, 198, 204] und Mäusen [70] ermittelt wurden (Tab.IX). Bei diesen Untersuchungen wurden proliferierende Monozyten-Präkursoren radioaktiv markiert und dadurch ein zeitlich begrenzter Einstrom markierter Monozyten in die Blutbahn ausgelöst. In der ersten Versuchsphase konnte beobachtet werden, wie die unmarkierten Monozyten im Blut durch markierte ersetzt wurden; in der zweiten Versuchsphase stellte sich in erster Linie der Abwanderungsprozess markierter Monozyten aus der Blutbahn dar.

Die ersten derartigen Untersuchungen wurden von OSGOOD et al. [144] bei Patienten mit Monozytenleukämie durchgeführt. Nach Markierung mehrerer aufeinander folgender Generationen von Monozyten-Präkursoren mit ^{32}P zeigte sich, dass die neu gebildeten, markierten Monozyten innerhalb von etwa 3 Tagen die im Blut vorhandene, unmarkierte Monozytenpopulation komplett ersetzte. Diese Zeitspanne stellt einen Näherungswert der maximalen Monozyten-Zirkulationsdauer dar.

Alle folgenden Untersucher benützten die inzwischen für zellkinetische Studien zur Verfügung stehenden Markierungstechniken mit ^{3}H-Thymidin ($^{3}HTDR$) [43, 46 - 49, 60, 63, 85, 186]. Die Interpretation der mit diesem Verfahren erhobenen Befunde im Hinblick auf die Monozytenkinetik ist problematisch, da sie nicht isoliert das intravasale Verhalten der Monozyten aufzeigen, sondern sich aus mehreren überlagernden

Tab.IX: Übersicht über bisher publizierte Monozyten-kinetische Daten.

Referenz	Osgood et al. 1952	Volkman 1965, 1967	Whitelaw 1966	Whitelaw et al. 1968	v. Furth u. Cohn 1968	Fliedner et al. 1961, 1969
Spezies	Mensch	Ratte	Ratte	Ratte	Maus	Mensch
Marker	^{33}P	$^{3}HTDR$	$^{3}HTDR$	$^{3}HTDR$	$^{3}HTDR$	$^{3}HTDR$
Pulsmarkierung	–	+	–	+	+	+
Mehrfachinjektion kontinuierliche Markierung	+	+	+	–	+	–
Intervall bis zum Auftreten mark. Blutmonoz. (Std.)	–	6	–	8	2	6–24
Halbwertzeit (Std.)	–	42	72	13; 48	22	<24
Zirkulationsdauer (Std.)	72	60.2	–	–	32	144
Umsatzrate (Monoz. $\times 10^6$/h/kg)	–	1.33	0.84	–	–	–

Prozessen zusammensetzen.

Bei einer einmaligen intravenösen Injektion von ^{3}HTDR, der sog. ^{3}HTDR-Pulsmarkierung, ist infolge des raschen Thymidinabbaus der Marker nur für diejenigen Zellen verfügbar, deren DNS-Synthesephase in die 1. Stunde nach der Injektion fällt. Auf diese Weise wird nur eine bestimmte Fraktion des Proliferationsspeichers der Monozytopoese erfasst. Nach der Markierung werden also gleichzeitig markierte und unmarkierte Monozyten produziert und ins Blut entlassen. Ausserdem ist der Zelleinstrom ins Blut von einem Zellverlust begleitet durch die Abwanderung markierter und unmarkierter Monozyten aus der Blutbahn. Bei der Interpretation der Ergebnisse muss auch die mit der Versuchsdauer zunehmende Reutilisation von ^{3}HTDR berücksichtigt werden, das aus untergehenden Zellen frei wird.

Der zeitliche Verlauf des Auftretens und späteren Verschwindens markierter Monozyten im Blut nach einer ^{3}HTDR-Pulsmarkierung liess vermuten, dass Monozyten die Blutbahn unabhängig vom Zellalter und der Zirkulationsdauer, d.h. nach einem „at random"-Prozess verlassen [64, 197, 198, 204]. Die reelle Halbwertzeit dieses Prozesses lässt sich jedoch mit diesem Verfahren nicht bestimmen, da die Überlagerung der verschiedenen Komponenten zu falsch erhöhten Werten führt. Die von WHITELAW et al. [204] bei Ratten ermittelten Halbwertzeiten lagen, je nach Art der Auswertung, bei 13 bzw. 48 Stunden. Die von FLIEDNER et al. [64] durchgeführten Untersuchungen liessen vermuten, dass beim Menschen die intravasalen Halbwertzeiten der Blutmonozyten unter 24 Stunden liegen.

Ausser der ^{3}HTDR-Pulsmarkierung wurde auch die Mehrfachinjektion von ^{3}HTDR in Intervallen, die unter der vermuteten DNS-Synthesezeit der Promonozyten lagen (WHITELAW [205]), und die ^{3}HTDR-Dauerinfusion (VOLKMAN [197]) zum Studium der Monozytenkinetik eingesetzt. Bei dieser Versuchsanordnung wird der Präkursorenspeicher der Monozytopoese für eine gewisse Zeit komplett markiert. Dadurch werden ausschliesslich markierte Monozyten gebildet und ins Blut entlassen. Diese ersetzen allmählich die unmarkierten Blutmonozyten - ein Prozess, der näherungsweise die Monozytenabwanderung aus der Blutbahn reflektiert. Die Ergebnisse zeigten, dass es sich um einen Exponentialprozess handelt. Sie bewiesen damit eindeutig die at random Emigration der Monozyten aus der Blutbahn.

Der den Zelleinstrom begleitende Zellverlust durch Monozyten-Emigration aus der Blutbahn verzögert die Zunahme markierter Monozyten im zirkulierenden Blut. Die Halbwertzeit des beobachteten Exponentialprozesses liegt daher höher als die wirkliche intravasale Monozyten-Halbwertzeit. Die bei Ratten beobachteten Halbwertzeiten lagen bei 72 Stunden (WHITELAW [204]), bzw. bei 42 Stunden (VOLKMAN [198]). Mit Hilfe dieser Werte wurde auch die Monozyten-Umsatzrate berechnet, wobei ein Monozyten-Pool eingesetzt wurde, der sich auf das Blutvolumen bezog. Es ergaben sich Umsatzraten von $0.84 \cdot 10^6$ Monozyten/kg/h (WHITELAW [204]) bzw. $1.33 \cdot 10^6$ Monozyten/kg/h (VOLKMAN [197, 198]).

6.2. Prinzip der ^{3}HDFP-Methode

Eine spezifische Analyse aller Monozyten-kinetischen Parameter ermöglichte ein von uns entwickeltes Verfahren [119, 120, 122, 123, 126], bei dem eine bekannte Zahl autologer Monozyten nach in vitro Markierung mit ^{3}H-Diisopropylfluorophosphat (^{3}HDFP) transfundiert wurde. Nach Beendigung der Autotransfusion wurden in geeigneten Intervallen venöse Blutproben entnommen und Objektträgerausstriche hergestellt. In den Autoradiogrammen dieser Präparate wurden dann mikroskopisch die Monozyten-Markierungsindizes ermittelt, die zur Bestimmung der Monozyten-kinetischen Parameter dienten.

6.3. Material und Methoden

6.3.1. Hämatologisch gesunde Probanden

Es wurden 8 Probanden untersucht, deren mittleres Alter bei 57 Jahren lag und die ein mittleres Körpergewicht von 78.5 kg (Bereich 65 - 103 kg) aufwiesen. Die Ergebnisse der klinischen und der Laboratoriums-Untersuchungen waren unauffällig, abgesehen vom Vorliegen euthyreoter Jodmangelstrumen bei 5 der Probanden. Das Einverständnis der Probanden zu den zellkinetischen Untersuchungen lag vor.

6.3.2. Patienten

Die 27 Patienten, von denen wir das Einverständnis zur Durchführung der Untersuchungen erhielten, litten unter folgenden Erkrankungen: a) 9 Patienten mit akuten, subakuten oder chronischen Infektionen (Tab.XI).- b) 4 Patienten mit Polycythaemia vera, bei denen die Milz eine Länge von 15, 23, 25 und über 25 cm aufwies. Vor der Untersuchung lag ein mehr als 1-monatiges therapiefreies Intervall.- c) 4 Patienten wiesen maligne Tumoren auf: Bronchialkarzinom, primäres Leberkarzinom, Hodgkin-Sarkom, undifferenzierter, metastasierender Tumor.- d) Bei 2 Patienten lag eine Splenomegalie vor, entweder im Rahmen einer Osteomyelofibrose (Milzlänge über 25 cm), oder bedingt durch eine portale Hypertension bei Leberzirrhose (Milzlänge etwa 22 cm).- e) 2 Patienten mit Neutropenie: eine hypoplastische Neutropenie und eine zyklische Neutropenie, die sowohl während einer Remission als auch während einer Phase mit abnehmender Neutrophilenzahl (2 Tage vor dem Erreichen der minimalen Neutrophilenzahl innerhalb des Krankheitszyklus) untersucht wurde.- f) 4 Patienten mit generalisierten, chronisch ekzematösen Hauterkrankungen: Neurodermitis, Erythrodermie, 2 Fälle mit allergischem Kontaktekzem.- g) Ein Patient mit Boeck'scher Sarkoidose, der mit 7 840 Monozyten pro µl Blut eine extreme Monozytose aufwies.

6.3.3. Blutzellstatus

Es wurden Standardmethoden der klinischen Hämatologie angewandt. Die Erythrozyten- und Leukozyten-Zählungen wurden mit einem Coulter Counter durchgeführt. In den nach PAPPENHEIM gefärbten Blutausstrichen wurden für jedes Differentialblutbild 2 • 200 Leukozyten differenziert.

6.3.4. Leukozytenkonzentrat

Nach einem von FLIEDNER et al. [63] angegebenen Verfahren wurden 4 ml frisch entnommenes Venenblut mit 1 ml einer Na_2-EDTA-Plasmagel-Lösung vermischt (1.107 g Na_2EDTA + 1.4 g NaCl ad 100 ml mit Aqua dest. + 100 ml Plasmagel der Fa. Braun-Melsungen, Melsungen, BRD). Nach einer Sedimentationszeit von 30 Minuten bei Raumtemperatur, wurde der leukozytenreiche Überstand abgehebert und 3 Minuten bei etwa 150 g zentrifugiert. Das Sediment wurde auf Chromschwefelsäure gereinigten Objektträgern ausgestrichen und sofort im Luftstrom getrocknet.

6.3.5. Kinetik der Blutmonozyten

Während der zellkinetischen Untersuchungen wahrten die Patienten soweit wie möglich Bettruhe. Alle kurzfristig entbehrlichen Medikamente, insbesondere Cytostatica und Corticoide, wurden abgesetzt.- Morgens, etwa um 7.30, wurden den nüchternen Probanden etwa 500 ml Blut in einem sterilen, pyrogenfreien Plastikbeutel, der etwa 75 ml ACD enthielt, abgenommen und zur Markierung mit 500 - 750 µCi ^{3}HDFP versetzt (spezifische Aktivität etwa 4 Ci/mM; Radiochemical Centre, Amersham, England). Der Marker war in 0.15 ml Propylen Glykoll gelöst. Nach 1-stündiger Inkubation bei Zimmertemperatur wurde das Gemisch innerhalb von 10 - 15 Minuten autotransfundiert. Zu Beginn, der Mitte und am Ende der Autotransfusion wurden aus dem Infusionsschlauch Proben entnommen zur Bestimmung des ^{3}HDFP-Markierungsindex und der Monozyten-Konzentration. Die Zahl der infundierten, markierten Monozyten wurde mit Hilfe des Gewichts des verabfolgten Blut-ACD-Gemisches, der mittleren Monozytenzahl und dem Monozyten-Markierungsindex in der Infusionslösung berechnet.

In geeigneten Intervallen nach Beendigung der Autotransfusion wurden venöse Blutproben entnommen und Leukocyten-Konzentrat-Ausstriche hergestellt. Nach einer 3 - 15 Minuten dauernden Fixation in absolutem Methanol erfolgte die Herstellung von Autoradiogrammen mit dem Dipping- bzw. dem Stripping-Film-Verfahren (Ilford L_4-Emulsion bzw.Kodak AR 10-Stripping Film). Die mittlere Expositionszeit lag bei 80 Tagen. Die Färbung erfolgte durch den Film nach GIEMSA. Für jede Kontrollzeit wurde der ^{3}HDFP-Markierungsindex der Monozyten ermittelt durch Auswertung von 2 000 Monozyten.

Es wurden folgende Monozyten-kinetische Parameter bestimmt:

TBMP = totaler Blut Monozyten-Pool; berechnet nach dem Verdünnungsprinzip unter Verwendung der Zahl infundierter, markierter Monozyten und dem Markierungsindex der zirkulierenden Monozyten 5 Minuten nach Beendigung der Autotransfusion.

ZMP = zirkulierender Monozyten-Pool, der die auf das Blutvolumen bezogene mittlere Monozytenzahl während der Untersuchung darstellt. Das Blutvolumen wurde, wenn normale Erythrozytenzahlen vorlagen, nach der Formel von BAKER et al. [8] berechnet. Bei den Patienten mit Polycythaemia vera wurde das Blutvolumen mit Hilfe von ^{51}Cr-markierten Erythrozyten bestimmt.

MMP = marginaler Monozyten-Pool. MMP = TBMP - ZMP.

T1/2 = die intravasale Monozyten-Halbwertzeit wurde graphisch bestimmt nach Eintrag der Markierungsindizes gegen die Zeit in ein semilogarithmisches Koordinatensystem.

MUR = Monozyten-Umsatzrate. $MUR = \frac{TBMP \cdot \ln 2}{T1/2}$

6.4. Ergebnisse

6.4.1. Leukozyten-Markierung durch $^{3}HDFP$

In den Autoradiogrammen, die aus Proben des Autotransfusionsblutes (das zuvor bei Zimmertemperatur 1 Stunde mit 1.5 µCi $^{3}HDFP$ pro ml Blut inkubiert worden war) hergestellt wurden, konnten 96 - 100% der Monozyten und, von einigen Ausnahmen abgesehen, 99 - 100% der Neutrophilen [124] eindeutig vom Background unterschieden werden (Abb.16 s. Tafel). Die mittlere Silberkornzahl der Monozyten war in der Regel etwas niedriger als die der Neutrophilen. Die überwiegende Fraktion der Lymphozyten lag im Bereich des Backgrounds (Abb.17). Auch über eosinophilen und basophilen Granulozyten konnte keine eindeutige Akkumulation des Markers nachgewiesen werden.

6.4.2. Modus der ^{3}HDFP-Aufnahme

Die Ergebnisse von Silberkornzählungen im Autoradiogramm von 100 zellfreien Arealen von Monozytengrösse, jeweils 100 Monozyten, Neutrophilen und Lymphozyten nach in vitro Markierung mit ^{3}HDFP sind in Abb.17 dargestellt. Die Markierungs-Intensität der Neutrophilen und Monozyten im Blut von 2 gesunden Probanden erwies sich als normal-verteilt. Bei einem dritten, gesunden Probanden wurde der Marker nur von den Neutrophilen normal-verteilt aufgenommen. Die Monozyten dagegen liessen sich im Hinblick auf die Intensität der ^{3}HDFP-Aufnahme in 2 Populationen einteilen, bei denen die Radioaktivität jeweils log-normal verteilt war (Abb.18). Die stärker markierte Population machte 66% der Blutmonozyten aus.

6.4.3. Stabilität der ^{3}HDFP-Markierung

Um Informationen über das intravasale Verhalten der ^{3}HDFP Markierung zu erhalten, wurden Silberkornzählungen an markierten Neutrophilen und Monozyten nach unterschiedlicher Zirkulationsdauer vorgenommen. Bis 2 Stunden nach der Autotransfusion hatte sich die Verteilung der Markierungs-Intensität nicht signifikant verändert. Silberkornzählungen nach Zirkulationszeiten zwischen 20 und 40 Stunden zeigten jedoch eine kontinuierliche Abnahme der Silberkornzahl. Diese machte bei Neutrophilen im Mittel etwa 0.3% der initialen Silberkornzahl pro Stunde aus (7 Patienten). Bei Monozyten lag der mittlere stündliche Markierungsverlust bei nur 0.004% (8 Patienten).

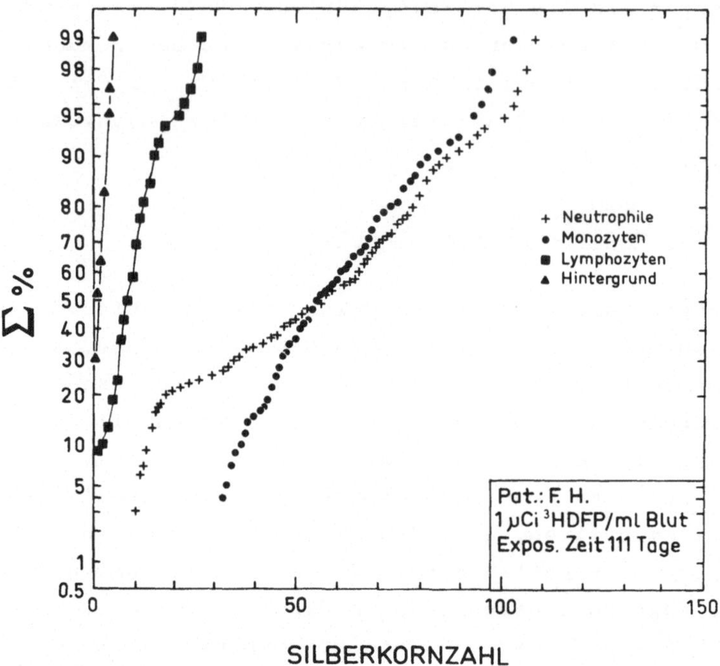

Abb.17: Markierungsintensität im Autoradiogramm von Neutrophilen, Monozyten und Lymphozyten nach Inkubation mit 3HDFP.

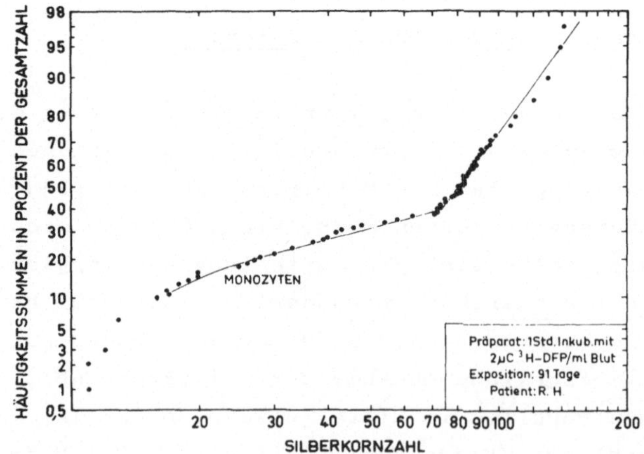

Abb.18: Im Blut eines von 3 untersuchten Probanden lagen 2 Monozyten-Populationen vor mit unterschiedlich intensiver und log-normal verteilter Aufnahme von 3HDFP.

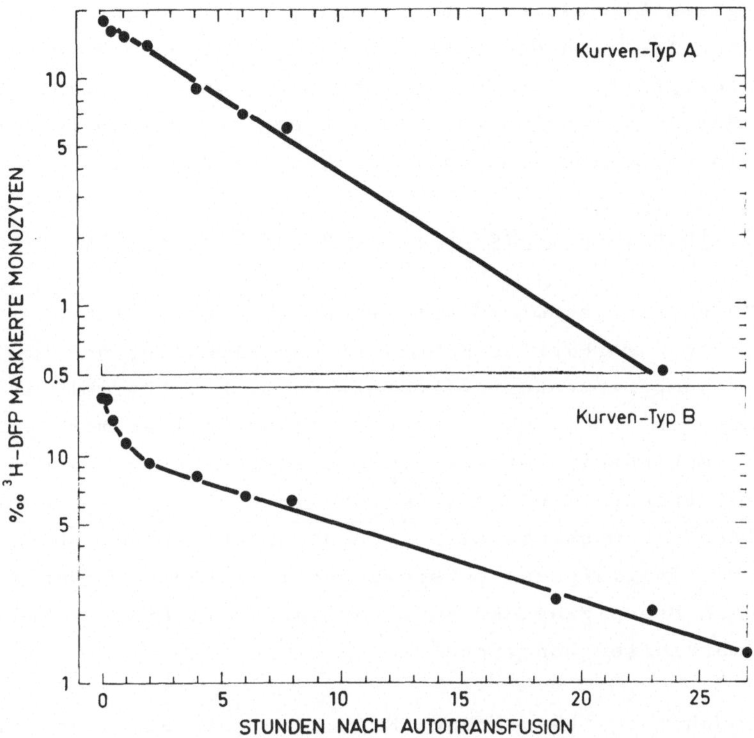

Abb.19: Verschwinden der autotransfundierten 3HDFP-markierten Monozyten aus dem zirkulierenden Blut. Biphasische Kurven vom Typ B wurden häufiger beobachtet als die einfach exponentiellen Kurven vom Typ A.

6.4.4. Zur Frage der in vivo Markierung von Leukozyten nach der Autotransfusion durch nicht zellgebundenes ^{3}HDFP

Die Leukozyten wurden nach der Inkubation mit ^{3}HDFP nicht gewaschen, sondern zusammen mit nicht zellgebundenem ^{3}HDFP im Plasma-ACD-Gemisch infundiert. Bei 2 Probanden wurde 5 Minuten nach Beendigung der Transfusion die Plasma-Radioaktivität bestimmt. Sie erreichte Werte von 0.02 µCi/ml. Autologe Blutzellen wurden 1 Stunde bei 37°C mit Plasmaproben inkubiert, die 5 und 10 Minuten nach der Autotransfusion entnommen wurden. Dann wurden Ausstrichpräparate von Leukozytenkonzentraten hergestellt. Nach Autoradiographie und einer

80-tägigen Exposition konnte weder über Monozyten noch über Neutrophilen eine den Background übersteigende Silberkornzahl festgestellt werden. Es ist daher unwahrscheinlich, dass nach der Autotransfusion eine autoradiographisch nachweisbare in vivo-Markierung von Monozyten stattfand.

6.4.5. Intravasales Verhalten von ^{3}HDFP markierten Monozyten

Bei 30 von insgesamt 35 Untersuchungen verliessen die transfundierten, markierten Monozyten das zirkulierende Blut nach 2-Komponentenkurven(Kurven-Typ B, Abb.19). Die initiale Komponente, die durch einen raschen Verlust markierter Zellen gekennzeichnet war, endete spätestens 2 Stunden nach der Autotransfusion und ging dann in eine zweite, langsamer abfallende Komponente mit exponentiellem Verlauf über. Während der Initialphase verschwanden im Mittel 40% der 5 Minuten nach Beendigung der Autotransfusion im Blut zirkulierenden, markierten Monozyten.

Einkomponenten-Abwanderungs-Kurven mit einfach exponentiellem Verlauf (Kurven-Typ A, Abb.19) wurden lediglich bei 3 Untersuchungen beobachtet (bei einem gesunden Probanden und zwei Patienten mit allergischem Kontaktekzem). Bei 2 Patienten streuten die Markierungsindizes der Monozyten nach der Autotransfusion unregelmässig. Diese Patienten wiesen eine stark ausgeprägte Splenomegalie auf im Rahmen einer Polycythaemia vera (Milzlänge 23 cm) oder einer portalen Hypertension bei Leberzirrhose (Milzlänge 22 cm).

6.4.6. Monozytenkinetik bei hämatologisch gesunden Probanden

5 Minuten nach der 10 - 15 Minuten dauernden Autotransfusion hatten sich die transfundierten, markierten Monozyten in einem Pool verteilt, der 4.6 mal grösser war als der zirkulierende Monozyten-Pool (ZMP). Dieser Pool wurde als totaler Blutmonozyten-Pool (TBMP) bezeichnet. In Analogie zur intravasalen Verteilung der Neutrophilen zwischen einem zirkulie-

Tab.X: Monozyten-kinetische Befunde bei hämatologisch gesunden Individuen.

Monozyten-kinetische Daten von 8 gesunden Probanden				
Parameter	Einheit	Mittel	Bereich	SD
Monozyten	M/µl	260	136 - 372	105
ZMP	M x 10^9	1.38	1.0 - 2.3	0.5
	M x 10^7/kg	1.78	1.0 - 2.7	0.6
TBMP	M x 10^9	6.42	3.9 - 12.6	3.1
	M x 10^7/kg	8.13	4.2 - 14.4	3.1
MMP	M x 10^9	5.04	2.2 - 10.3	2.8
	M x 10^7/kg	6.35	2.4 - 11.7	2.8
ZMP÷MMP	——	0.33	0.2 - 0.4	0.2
$T\frac{1}{2}$	Stunden	8.4	4.5 - 10.0	1.9
MUR	M x 10^9/h	0.58	0.3 - 1.2	0.4
	M x 10^7/h/kg	0.75	0.3 - 1.4	0.4

Tab.XI: Monozyten-kinetische Befunde bei Infektionskrankheiten und Morbus Boeck.

Diagnose	Monozyten pro µl	TBMP M×10^7/kg	MMP M×10^7/kg	$\frac{ZMP}{MMP}$	$T\frac{1}{2}$ Stunden	MUR M×10^7/kg/h
Pyelonephritis akut	500	20.0	16.7	0.2	4.0	3.5
Tonsillitis subakut	400	42.5	39.8	0.07	9.0	3.3
Sepsis	1 360	52.0	36.6	0.4	6.0	6.0
Sepsis	1 280	48.0	40.3	0.2	15.0	2.2
Tuberkulose	180	5.3	4.1	0.3	5.0	0.7
Tuberkulose	570	14.5	10.6	0.4	10.5	1.0
Tuberkulose	660	17.8	12.6	0.4	8.0	1.6
Cholangitis chronisch	630	21.4	16.7	0.3	9.5	1.6
Sporotrichose	1725	44.7	33.4	0.3	12.2	2.5
BOECK'sche Sarkoidose	7840	232.0	179.7	0.3	15.0	10.7

renden und einem marginalen Neutrophilen-Pool [5], wurde die Existenz eines marginalen Monozyten-Pools (MMP) postuliert, in dem sich die nicht zirkulierenden Blutmonozyten aufhielten. Das Verhältnis ZMP:MMP lag im Mittel bei 1 : 3.5 (Tab. X). Eine Korrelation der Poolgrössen zum Körpergewicht war nicht nachzuweisen.

Die intravasale Halbwertzeit der Monozyten (T1/2) lag bei 7 Untersuchungen in einem Bereich zwischen 7 - 10 Stunden. Bei einem Probanden wurde ein wesentlich kürzerer Wert von 4.5 Stunden ermittelt (Tab.X).

Die durchschnittliche Monozyten-Umsatzrate erreichte $581 \cdot 10^6$ Monozyten pro Stunde bzw. $7.49 \cdot 10^6$ Monozyten pro Stunde pro kg Körpergewicht (Tab.X).

6.4.7. Monozytenkinetik bei Patienten

Infektionskrankheiten und Morbus BOECK. Das untersuchte Patientengut umfasste 1 Patienten mit BOECK'scher Sarkoidose und 9 Patienten mit Infektionskrankheiten in verschiedenen Stadien (Tab.XI): ein Patient wurde einen Tag nach der klinischen Manifestation einer Pyelonephritis untersucht, 4 weitere etwa 4 Tage nach dem Auftreten einer Angina tonsillaris bzw. Sepsis. Bei den restlichen Fällen lagen chronische Infektionen vor: 3 Patienten mit offener Lungentuberkulose, je ein Patient mit Cholangitis und Sporotrichose. Die Zahlen der Blutmonozyten lagen in einem Bereich von 180 - 7 840 pro µl.

Die intravasale Monozyten-Halbwertzeit wich bei 5 Patienten geringgradig von der Norm ab. Bei dem Patienten mit akuter Pyelonephritis war die Halbwertzeit auf 4 Stunden verkürzt. Bei 4 Patienten mit Monozytose kamen leicht verlängerte Halbwertzeiten zwischen 10.5 und 15 Stunden vor. Die intravasale Verteilung der Monozyten zwischen dem zirkulierenden und dem marginalen Monozyten-Pool war nur geringen Schwan-

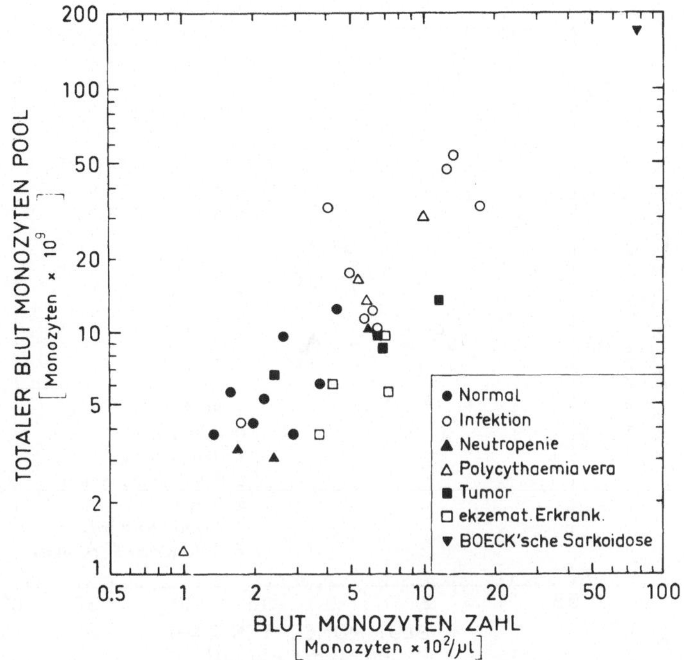

Abb.20: Korrelation zwischen Blutmonozytenzahl und totalem Blutmonozyten Pool (TBMP).

kungen unterworfen und lag bei allen Patienten ausser der subakuten Angina tonsillaris im Normbereich. Bei diesem Fall wurde eine Verschiebung der Monozytenverteilung zugunsten des marginalen Monozyten-Pools beobachtet.

Aufgrund dieser relativ hohen Konstanz des Verteilungsgleichgewichts zwischen dem zirkulierenden und dem marginalen Monozyten-Pool und der geringen Variabilität der Halbwertzeiten, ergaben sich positive Korrelationen zwischen der Blutmonozyten-Zahl, dem marginalen Monozyten-Pool, dem totalen Blutmonozyten-Pool und der Monozyten-Umsatzrate (Abb.20, 21). Die bei dem Patienten mit Morbus BOECK ermittelte Monozyten-Umsatzrate erreichte $7.9 \cdot 10^9$ Monozyten

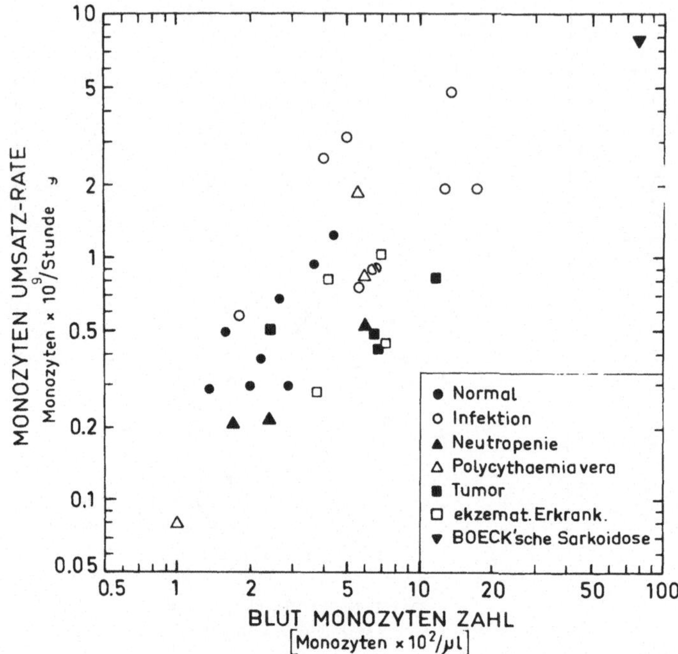

Abb.21: Korrelation zwischen Blutmonozytenzahl und Monozyten-Umsatzrate (MUR).

pro Stunde - ein Wert, der die normale Neutrophilen-Umsatzrate überstieg.

Chronisch ekzematöse Hauterkrankungen. Untersucht wurden 4 Patienten, bei denen nahezu das gesamte Integument entzündliche Veränderungen aufwies im Rahmen einer Neurodermitis, einer Erythrodermie und allergischer Kontaktekzeme. Ein Patient (Fall Nr.3, Tab.XII) wies eine geringgradige, zwei Patienten (Nr.2, 4) eine deutliche Monozytose auf. Bei 3 der Patienten (Nr.1, 2, 4) lag eine Verschiebung der intravasalen Monozytenverteilung zugunsten des zirkulierenden Monozyten-Pools vor. Bei dem Patienten mit Erythrodermie war diese derart stark ausgeprägt, dass von einer „Pseudo-

Tab.XII: Monozyten-kinetische Befunde bei Patienten mit generalisierten, chronisch ekzematösen Hauterkrankungen.

Parameter	Einheit	Neurodermitis	Erythrodermie	Allergisches Kontaktekzem	Allergisches Kontaktekzem
Monozyten	M/µl	380	730	430	710
TBMP	$M \times 10^7$/kg	5.5	8.7	12.4	13.4
MMP	$M \times 10^7$/kg	2.9	3.5	8.9	8.6
ZMP÷MMP	—	0.9	1.5	0.4	0.6
$T\frac{1}{2}$	Stunden	9.4	8.5	5.3	8.0
MUR	$M \times 10^7$/kg/h	0.4	0.7	1.6	1.2

Tab.XIII: Monozyten-kinetische Befunde bei Patienten mit Polycythaemia vera, malignen Tumoren, Splenomegalie und Neutropenie.

Diagnose	Monozyten pro µl	TBMP $M \times 10^7$/kg	MMP $M \times 10^7$/kg	$\frac{ZMP}{MMP}$	$T\frac{1}{2}$ Stunden	MUR $M \times 10^7$/kg/h
Polycythaemia vera	100	2.2	1.2	0.8	10.0	0.15
"	530	28.2	23.7	0.2	8.0	2.4
"	590	23.4	17.9	0.3	11.0	1.5
"	1 050	42.5	—	—	(6)	(4.9)
Bronchial-Ca.	245	8.5	6.9	0.2	9.0	0.7
Leber-Ca. (primär)	650	15.4	11.1	0.4	14.0	0.8
Hodgkin-Sarkom	670	12.9	8.2	0.6	13.0	0.7
undiff. Tumor	1 180	18.1	9.9	0.83	11.5	1.1
Osteomyelofibrose	100	3.4	2.4	0.4	3.5	0.7
Leberzirrhose	160	(6.2)	(5.1)	(0.2)	(5.0)	(0.9)
Neutropenie: hypoplastisch	170	4.4	3.6	0.2	11.0	0.3
zyklisch	240	4.7	3.0	0.6	9.5	0.3
zyklisch	600	16.2	11.9	0.4	14.0	0.8

monozytose" gesprochen werden kann. Die Monozyten-Halbwertzeit wich nicht von der Norm ab. Die Monozyten-Umsatzrate überschritt bei einem Patienten (Nr.3) geringfügig den oberen Normbereich.

Polycythaemia vera. Die Monozytenzahlen der untersuchten Patienten wiesen erhebliche Unterschiede auf (Tab.XIII). Bei einem Patienten lagen sie mit 100 Monozyten pro µl im unteren Normbereich; hier war die Monozyten-Umsatzrate erniedrigt. 2 Patienten zeigten eine mässige Monozytose, einer davon eine geringfügig gesteigerte Monozyten-Umsatzrate. Durch eine starke Streuung der Monozyten-Markierungsindizes nach der Autotransfusion konnte bei einem Patienten (Milzlänge 25 cm) die Halbwertzeit und damit die Monozyten-Umsatzrate nicht sicher bestimmt werden.

Maligne Tumoren. Normalbefunde ergaben sich bei einem Patienten im Initial-Stadium eines Bronchial-Karzinoms (Tab. XIII). Bei 3 weiteren Fällen lag eine Monozytose vor, die bei 2 Patienten mit einer Verschiebung der intravasalen Monozytenverteilung zugunsten des zirkulierenden Monozyten-Pools verbunden war. Die Monozyten Halbwertzeit war bei 3 Patienten geringgradig verlängert. Die Monozyten-Umsatzrate lag bei allen Fällen im Normbereich.

Splenomegalie. Ausser den Patienten mit Polycythaemia vera, die alle eine erhebliche Splenomegalie aufwiesen (Milzlänge 15, 23, 25 und über 25 cm) wurden 2 weitere Patienten mit Splenomegalie im Rahmen einer Osteomyelofibrose (Milzlänge 25 cm) und bei portaler Hypertension (Milzlänge 22 cm) untersucht (Tab.XIII). Bei einem dieser Fälle streuten, wie bei einem Polycythaemia vera Patienten, die Monozyten-Markierungsindizes im Blut erheblich, wodurch Halbwertzeit und Umsatzrate nur grob abgeschätzt werden konnten. Bei einem Patienten war die Halbwertzeit auf 3.5 Stunden verkürzt. Auch bei dem zweiten Fall zeichnete sich eine relativ kurze Halbwertzeit ab.

Neutropenie. Bei einem Patienten mit hypoplastischer Neutropenie (Tab.XIII) war der totale Blutmonozyten-Pool und die Monozyten-Umsatzrate erniedrigt. Ein Fall von zyklischer Neutropenie wurde sowohl während eines Remissions-Abschnittes der Erkrankung mit 2 400 Neutrophilen pro µl Blut untersucht, als auch während einer Phase mit nahezu maximaler Neutropenie (240 Neutrophile pro µl). Zum Zeitpunkt der Remission mit normalen Monozytenwerten fielen der totale Blut-Monozyten-Pool und die Monozyten-Umsatzrate etwas unter die Normgrenze. Der neutropenische Krankheitsabschnitt war von einer mässigen Monozytose begleitet. Die intravasale Monozytenverteilung war zugunsten des zirkulierenden Monozyten-Pools verschoben; der totale Blutmonozyten-Pool und die Monozyten-Umsatzrate lagen im Normbereich; die Halbwertzeit war von 9.5 Stunden, bei der ersten Untersuchung, auf 14 Stunden angestiegen.

6.4.8. Korrelation der zellkinetischen Daten

Für verschiedene Wertepaare Monozyten-kinetischer Grössen wurden lineare Regressionsfunktionen berechnet. Die Blutmonozytenzahl erwies sich als signifikant positiv korreliert sowohl mit dem marginalen Monozyten-Pool, dem totalen Blutmonozyten-Pool, als auch mit der Monozyten-Umsatzrate (Tab.XIV).

6.5. Diskussion

6.5.1. ^{3}HDFP-Markierung von Blutmonozyten

Den Neutrophilen-kinetischen Untersuchungen, mit DF^{32}P als Leukozyten-Marker, die von der Gruppe der Utah-Universität durchgeführt wurden [3 - 7, 17, 37, 110, 202], lag die Vorstellung zugrunde, dass DF^{32}P spezifisch von Neutrophilen und granulozytopoetischen Zellen, nicht aber von anderen Leukozyten gebunden wird. Dies war das Resultat autoradiographischer Untersuchungen von KURTH et al. [99]. Obwohl wir

Tab.XIV: Lineare Regressionsfunktionen verschiedener Paare Monozyten-kinetischer Parameter.

x	y	N	Lineare Regressions Funktion $y=(a \pm sa)+(b \pm sb)x$	r
Monozyten [pro µl Blut]	MMP [Monoz.×10^9]	32	$y=(0.22 \pm 1.4)+(0.017 \pm 0.0009)x$ daher (a=o): $y=(0.017 \pm 0.0008)x$	0.96 [P<0.001]
Monozyten [pro µl Blut]	TBMP [Monoz.×10^9]	33	$y=(0.87 \pm 1.6)+(0.022 \pm 0.011)x$ daher (a=o): $y=(0.022 \pm 0.0009)x$	0.96 [P<0.001]
Monozyten [pro µl Blut]	MUR [Monoz.×10^9/h]	32	$y=(0.44 \pm 0.17)+(0.00098 \pm 0.00011)x$ daher (a=o): $y=(0.0011 \pm 0.0001)x$	0.85 [P<0.001]

Tab.XV: Daten der hier angewandten Untersuchungsmethodik im Vergleich zu der Methode von KURTH et al. [99].

^{3}HDFP	KURTH	MEURET
Spez. Aktivität [mCi/mg]	2.2	22
Inkubation mit ^{3}HDFP/ml Blut [µg]	0.3	0.07
Inkubation mit ^{3}HDFP/ml Blut [µCi]	0.66	1.5
Inkubationszeit bei Raumtemperatur [Std.]	1	1
Expositionszeit d. Autoradiogramme [Tage]	23-70	~85
^{3}HDFP-Markierungsindizes [%]		
Neutrophile	80	99-100
Eosinophile	0	0
Lymphozyten	0	~20
Monozyten	<20	96-100

eine ähnliche Markierungstechnik anwandten, ergaben sich entschiedene Unterschiede im Hinblick auf die Markierungs-Häufigkeit und -Intensität der Monozyten (Tab.XV). Während sich bei den Versuchen von KURTH et al. weniger als 20% der Monozyten vom Background als markiert abhoben, erhielten wir Autoradiogramme, in denen die Blutmonozyten-Population nahezu komplett und intensiv markiert war. Der Vergleich der Versuchs-Bedingungen (Tab.XV) lässt vermuten, dass bei KURTH et al. die Markierungs-Intensität unter der autoradiographischen Nachweis-Grenze lag, bedingt durch eine niedrige spezifische Aktivität des Markers, eine geringe Radioaktivitätsmenge im Ansatz und eine relativ kurze Expositionszeit der Autoradiogramme.

Übereinstimmung mit unseren Beobachtungen dagegen zeigen die von BRUBAKER et al. [30] mitgeteilten Befunde. Nach quantitativer Trennung ^{3}HDFP markierter menschlicher Blutzellen mit Hilfe eines Dextran-Glukose-Gradienten ergaben sich relative Markierungs-Intensitäten der Neutrophilen, Monozyten und Lymphozyten wie 100 : 15 : 3.

Es muss betont werden, dass unsere Markierungsversuche lediglich bei den Monozyten des Menschen positiv ausfielen. Monozyten von Ratten, Meerschweinchen und Kaninchen konnten nicht mit ^{3}HDFP markiert werden.

Der Modus der ^{3}HDFP-Aufnahme durch die Zellen bleibt ungeklärt. Während die bei 2 Probanden beobachtete Normalverteilung der Markierungs-Intensität der Blutmonozyten für eine passive Anlagerung spricht, ist die log-normale Verteilung, wie sie bei einem 3. Probanden festgestellt wurde, eher im Sinne einer aktiven, d.h. vom Zellstoffwechsel abhängigen Aufnahme zu interpretieren. Bei diesem einen Probanden konnten im Hinblick auf die Intensität des Einbaus eindeutig 2 Fraktionen innerhalb der Blutmonozyten-Population unterschieden werden. Die Gruppe mit intensiver ^{3}HDFP-Aufnahme umfasste 66% der Blutmonozyten und entsprach damit dem Anteil gelapptkerniger Monozyten, bei denen es sich um die reifste im Blut vorkommende Monozytenform handelt (Kap. 7).

Durch Untersuchungen mit ^{3}HDFP- und DF^{32}P-doppelmarkierten Leukozyten fanden BRUBAKER et al. [31] kürzere intravasale Halbwertzeiten bei Messung der ^{3}HDFP-Aktivität als bei Messung der DF^{32}P-Aktivität. Dieses Ergebnis wurde zurückgeführt auf die Utilisation der ^{3}H-Isopropyl-Gruppen des Markers im Lipidstoffwechsel der Zelle und auf den radiochemischen Zerfall.

Durch Silberkornzählungen an markierten Neutrophilen und Monozyten, die zu verschiedenen Zeiten nach der Autotransfusion entnommen wurden, konnten wir bei beiden Zelltypen ebenfalls eine von der Zirkulationsdauer abhängige Abnahme der Zellmarkierungs-Intensität feststellen und damit die Befunde von BRUBAKER et al. bestätigen. Der Markierungs-Verlust erwies sich jedoch als zu gering, um Einfluss zu nehmen auf die Ergebnisse der Autoradiographie.

6.5.2. Abwanderung der transfundierten Monozyten aus der Blutbahn

Bei 30 von 35 Untersuchungen verliessen die transfundierten, markierten Monozyten das zirkulierende Blut nach einem biphasischen Prozess (Kurven-Typ B). Dieser war charakterisiert durch einen raschen Verlust von etwa 40% der zirkulierenden markierten Monozyten innerhalb der ersten 1 - 2 Stunden nach Beendigung der Autotransfusion. Im weiteren Verlauf ging die Kurve in eine langsamer abfallende, exponentielle Komponente über.

Interpretation der Initialkomponente von Typ B-Kurven. Zu erwägen sind in erster Linie 3 Möglichkeiten:

a) Die Existenz von 2 Monozyten-Populationen mit unterschiedlichen Eliminationsraten des Markers. Diese Erklärungsmöglichkeit kann abgelehnt werden, da die Verteilung der Markierungsintensität markierter zirkulierender Monozyten mit dem Verteilungsmuster der transfundierten Monozyten übereinstimmte und sich während der ersten 2 Stunden nach Transfusion nicht veränderte.

b) Die initiale Kurvenkomponente als Ausdruck der Einstellung eines Verteilungsgleichgewichtes zwischen den transfundierten und den schon vor der Transfusion im Gefässsystem vorhandenen Monozyten. Auch diese Interpretation konnte abgelehnt werden aufgrund von Beobachtungen bei Hautfensterversuchen (Kap.9). Hierbei wurde 1 Stunde vor der Autotransfusion markierter Monozyten durch Abrasion der oberen Epidermisschichten an der Haut eine akute Entzündungsreaktion ausgelöst und die im Exsudat erscheinenden Zellen mittels aufgelegter Deckgläser - der „Hautfenster" - fixiert. In Autoradiogrammen der Hautfensterpräparate konnte beobachtet werden, dass der Markierungsindex der Exsudatmakrophagen Werte erreichte, die denen der Monozyten im zirkulierenden Blut 5 Minuten nach Beendigung der Autotransfusion entsprachen.

Der Mechanismus des Monozytentransits vom Gefässsystem ins Entzündungsgebiet spricht dafür, dass die Exsudatmakrophagen aus dem marginalen Monozyten-Pool stammen. Dieser Prozess wurde mikrokinematographisch an Kaninchenohrkammern analysiert (z.B. von ALLISON et al. [1]). Es zeigte sich, dass Monozyten und Neutrophile immer zuerst mit dem Gefässendothel in Kontakt treten, dort eine gewisse Zeit verharren und erst dann die Gefässwand durchdringen, um ins Entzündungsgebiet einzuwandern.

Aus den Ergebnissen der Hautfensteruntersuchungen kann daher gefolgert werden, dass sich bereits 5 Minuten nach Beendigung der Autotransfusion ein Verteilungsgleichgewicht eingestellt hatte zwischen den transfundierten Monozyten, dem marginalen Monozyten-Pool (s.u.) und damit auch dem totalen Blutmonozyten-Pool. Es erscheint daher gerechtfertigt, der Berechnung des totalen Blutmonozyten-Pools den 5 Minuten nach der Autotransfusion im zirkulierenden Blut bestimmten Monozyten-Markierungsindex zugrunde zu legen.

Aufgrund der nur wenige Minuten dauernden Einstellung des Verteilungsgleichgewichts kann ein intensiver Zellaustausch zwischen dem zirkulierenden und dem marginalen Monozyten-Pool angenommen werden. Beide Pools können daher bei der Berechnung der Monozyten-Umsatzrate als zellkinetische Einheit behandelt werden.

c) Da beide, bisher zur Diskussion stehenden Erklärungsmöglichkeiten abgelehnt werden konnten, scheint der Deutung des Initialverlusts markierter Monozyten als Ausdruck der Clearance von Monozyten, die bei der Markierung und Transfusion lädiert wurden, die grösste Wahrscheinlichkeit zuzukommen. Ein Argument, das für diese Interpretation spricht, ist die Beobachtung, dass durch Lagerung markierter Leukozyten vor der Autotransfusion eine Transformation einfach exponentieller Neutrophilen-Abwanderungskurven in biphasische ausgelöst werden kann [7].

Hier erhebt sich die Frage nach dem Eliminationsmodus der lädierten, markierten Monozyten. Die hohe Geschwindigkeit des Prozesses spricht für die Elimination der Zellen durch Makrophagen-Phagozytose. Die lädierten Monozyten würden demzufolge durch ihre eigenen Nachfahren im Sinne eines Kannibalismus vernichtet werden.

Interpretation der Typ A-Kurven und der 2. Komponente von Typ B-Kurven. Ist der hohe Initialverlust markierter Monozyten bei Typ B-Kurven Ausdruck der Clearance lädierter Zellen, dann repräsentiert die 2. Kurvenkomponente, ebenso wie Kurven-Typ A, die Abwanderung intakter Monozyten aus der Blutbahn. Diese 2. Komponente erwies sich, ebenso wie Typ A-Kurven, als einfache Exponentialfunktion. Damit wurden die eingangs erwähnten Befunde verschiedener Autoren bestätigt (WHITELAW [204], FLIEDNER et al. [64], VOLKMANN [197, 198]), die zeigten, dass Monozyten die Blutbahn „randomly", d.h. unabhängig von der Zirkulationsdauer verlassen.

Bei den bisher zur Analyse der Monozytenkinetik eingesetzten ^{3}HTDR-Markierungen überlagerten sich, wie oben dargelegt, verschiedene, gleichzeitig ablaufende Prozesse, wodurch falsch verlängerte Halbwertzeiten ermittelt wurden. Im Gegensatz zu den ^{3}HTDR-Markierungstechniken ermöglicht die Autotransfusion in vitro mit ^{3}HDFP-markierten Monozyten eine isolierte Beobachtung der Monozytenabwanderung vom Blut ins Gewebe. Die mit diesem Verfahren ermittelte kürzere Halbwertzeit repräsentiert somit die reelle intravasale Monozyten-Halbwertzeit.

6.5.3. Hämatologisch gesunde Probanden

In der vorhergehenden Diskussion wurden Hautfensterversuche besprochen, die annehmen lassen, dass sich innerhalb weniger Minuten nach Beendigung der 10 - 15 Minuten dauernden Autotransfusion ein Gleichgewicht einstellt zwischen den markierten, transfundierten Monozyten und den unmarkierten Monozyten der Blutbahn. Der totale Blutmonozyten-Pool (TBMP), in dem sich die markierten Monozyten verteilen, überstieg bei gesunden Probanden den zirkulierenden Monozyten-Pool (ZMP) im Mittel um das 4.6-fache. In Analogie zum Neutrophilensystem wurde angenommen [2, 192], dass sich die nicht zirkulierenden Monozyten entlang der Gefässwand - vor allem im Kapillarbereich - aufhalten. Daher wurde die Existenz eines marginalen Monozyten-Pools (MMP) postuliert. Das Verhältnis des zirkulierenden zum marginalen Monozyten-Pool lag bei Gesunden durchschnittlich bei 1 : 3.5. Die rasche Verteilung der transfundierten Monozyten lässt, wie oben erwähnt, auf einen intensiven Zellaustausch zwischen beiden Speichern schliessen.

Die mittlere intravasale Monozyten-Halbwertzeit lag bei 8.4 Stunden. Es ist bemerkenswert, dass die Halbwertzeiten bei

7 - 8 untersuchten Probanden im Bereich von 7 - 10 Stunden lagen, während sich bei einem Fall ein wesentlich kürzerer Wert von 4.5 Stunden ergab. Dieser Befund kann möglicherweise der Tatsache zugeschrieben werden, dass das Monozytensystem keine steady state Bedingungen erfüllt, sondern mit einer relativ kurzdauernden Periodik von etwa 5 Tagen oszilliert (Kap.12).

Die Monozyten-Umsatzraten der gesunden Probanden lagen im Mittel bei $581 \cdot 10^6$ Monoz./h bzw. $7.49 \cdot 10^6$ Monoz./h/kg Körpergewicht. Dieses Ergebnis entsprach etwa der im Knochenmark gesunder Probanden gefundenen mittleren Monozyten-Geburtsrate, die bei $6.8 \cdot 10^6$ Monoz./h/kg lag (Kap.2). Interessanterweise ergeben sich auch ähnliche Werte für die von SPRITZER et al. [183, 184] bei Ratten bestimmte Alveolarmakrophagen-Desquamationsrate, wenn diese auf 1 kg Körpergewicht bezogen wird: $3.4 - 7.2 \cdot 10^6$ Alveolarmakrophagen/h/kg. Die Übereinstimmung der Monozyten-Umsatzrate pro kg Mensch mit der Alveolarmakrophagen-Desquamationsrate pro kg Ratte kann vielleicht als Hinweis dafür gewertet werden, dass der Makrophagen-Abbau in erster Linie über den Mechanismus der Alveolarmakrophagen-Desquamation erfolgt.

Aus dem Quotienten von TBMP und MUR ergibt sich die mittlere Zirkulationsdauer der Monozyten. Der Durchschnittswert der gesunden Individuen lag bei 11 Stunden.

6.5.4. Patienten

Bei den untersuchten Patienten wich in der Regel weder die intravasale Verteilung der Monozyten zwischen dem zirkulierenden und dem marginalen Pool noch die Monozyten-Halbwertzeit von der Norm, ab. Eine Tendenz zur Zunahme der Halbwertzeit wurde bei Patienten mit reaktiver Monozytose beobachtet, wobei jedoch Werte von 15 Stunden nicht überschritten wurden. Die verzögerte Monozytenabwanderung wurde möglicherweise durch unreife Monozyten ausgelöst, die bei Monozytosen vermehrt im Blut vorkommen (Kap.7).

Im akuten Stadium des Infekts wurde, ähnlich wie bei Neutrophilen (MARSH et al. [109], MEURET et al. [124]), auch bei Monozyten eine Verkürzung der Halbwertzeit und eine Erhöhung der Monozyten-Umsatzrate beobachtet. Diese Befunde sind als Ausdruck einer gesteigerten Makrophagenrekrutierung aus Blutmonozyten im Gebiet der akuten Entzündung (SPECTOR [176], Kap.9) zu werten.

Von 6 Patienten mit Splenomegalie unterschiedlicher Genese, wies ein Fall eine auf 3.5 Stunden verkürzte Monozyten-Halbwertzeit auf; bei zwei weiteren liess sich die Halbwertzeit aufgrund der starken Streuung der Markierungsindizes nicht sicher beurteilen. Die erste Beobachtung mag Ausdruck einer erhöhten Monozyten-Sequestrationsrate in der Milz sein. Dem ungeordneten Verhalten der Markierungsindizes könnte ein Reflux von initial in der Milz festgehaltenen markierten Monozyten zugrunde liegen.

Bei den untersuchten Patienten mit chronisch ekzematösen Hauterkrankungen war nahezu das gesamte Integument chronisch entzündlich verändert [125]. Da die Infiltrate derartiger Entzündungsreaktionen vorwiegend aus Makrophagen bestehen [176], müssen in diesen Exanthemen grosse Makrophagen-Pools vorgelegen haben. Die zur Erhaltung der Speicher notwendige Monozyten-Rekrutierung war offensichtlich gering, da bei keinem der Patienten eine signifikant gesteigerte Monozyten-Umsatzrate vorlag. Gemäss den Befunden von SPECTOR et al. [180 - 182] kann vermutet werden, dass sich die Zellinfiltrate der Entzündungsherde hauptsächlich aus Makrophagen-Populationen zusammensetzten, die durch lokale Proliferation und eine hohe Lebenserwartung dazu befähigt waren, ihren Zellbestand weitgehend autonom zu erneuern und zu erhalten.

Durch die geringe Variabilität des Quotienten ZMP : MMP und von T1/2 ergaben sich signifikant positive Korrelationen zwischen der Blutmonozytenzahl einerseits und MMP, TBMP, MUR andererseits. Die ermittelten linearen Regressionsfunktionen scheinen daher eine grobe Abschätzung der Poolgrössen und der Monozyten-Umsatzrate aufgrund der Monozytenzahl im zirkulierenden Blut zu ermöglichen.

6.6. Zusammenfassung

Monozyten kinetische Studien wurden durchgeführt an 8 hämatologisch Gesunden und 27 Patienten mit akuten, subakuten und chronischen Infektionen, Tumoren, Sarkoidose, Neutropenie, ekzematösen Erkrankungen und Splenomegalie. Autologe, in vitro mit ^{3}H-Diisopropylfluorophosphat markierte Blutzellen wurden transfundiert und anschliessend mit Hilfe der Autoradiographie das intravasale Schicksal der markierten Monozyten bestimmt.

Innerhalb von wenigen Minuten verteilten sich die transfundierten Monozyten in einem totalen Blut-Monozyten-Pool (TBMP), der beim Gesunden im Mittel 4.6 mal grösser war als der zirkulierende Monozyten-Pool (ZMP). Daher wurde in Analogie zum Neutrophilensystem die Existenz eines marginalen Monozyten-Pools (MMP) postuliert, der mit dem zirkulierenden in einem derart intensiven Zellaustausch steht, dass beide Pools als zellkinetische Einheit behandelt werden können.

Die Monozyten verliessen den Gefässbaum gemäss einer Exponentialfunktion. Die mittlere Halbwertzeit lag beim Gesunden bei 8.4 Stunden, die mittlere Monozytenumsatzrate (MUR) bei $7.5 \cdot 10^6$ Monozyten/h/kg Körpergewicht. Bei Patienten mit Monozytose war die intravasale Monozytenhalbwertzeit zum Teil geringgradig verlängert. Bei einem Patienten mit akutem Infekt und einem anderen mit Splenomegalie lagen verkürzte Halbwertzeiten vor (4.0 und 3.5 Stunden). Die Blutmonozytenzahl war positiv korreliert sowohl mit dem totalen intravasalen Monozyten-Pool als auch mit der Monozyten-Umsatzrate.

7. MORPHOLOGISCHE UND FUNKTIONELLE CHARAKTERISTIKA DER BLUT-MONOZYTEN BEIM GESUNDEN UND BEI PATIENTEN MIT MONOZYTOSE

In Zusammenarbeit mit Ronald Berlet

LEDER [103, 104] zeigte, dass der Differenzierungsgrad monozytopoetischer Zellen des Knochenmarks mit Hilfe bestimmter zytochemischer und Kern-morphologischer Kriterien beurteilt werden kann. Bei den vorliegenden Untersuchungen wurden diese Kriterien eingesetzt zur näheren Charakterisierung der zirkulierenden Monozyten. Sie wurden ergänzt durch die Bestimmung der DNS-Syntheseaktivität.

7.1. Material und Methoden

7.1.1. Probanden

Untersucht wurden 10 gesunde Studenten und 11 Patienten, bei denen eine Monozytose im Rahmen folgender Erkrankungen vorlag: Chronische Bronchitis (1 Fall), Tuberkulose (5 Fälle), Lungenkarzinom (3 Fälle), Zustand nach Schädel-Hirn-Trauma mit chronischem Infekt (1 Fall), Osteomyelofibrose mit Furunkulose (1 Fall).

7.1.2. ^{3}HTDR-Einbau der Monozyten in vitro

Dem Ansatz zur Herstellung von Leukozyten-Konzentrat-Ausstrichen (Kap.6) wurden 8 µCi ^{3}HTDR = 2 µCi ^{3}HTDR/ml Blut (spez Akt. etwa 5 Ci/mM; Radiochemical Centre, Amersham, England) zugesetzt. Nach einer Inkubation von 20 Minuten im Wasserbad bei 37°C, während der die Zellen sedimentierten, wurde die Präparation der Leukozytenkonzentrat-Ausstriche durchgeführt. Die Präparate wurden 3 • 10 Minuten in absolutem Methanol fixiert, autoradiographiert (Ilford-L_4-Filmemulsion), etwa 2 Wochen exponiert und anschliessend durch den Film nach GIEMSA gefärbt. Zur Bestimmung des ^{3}HTDR-Markierungsindex der Monozyten wurden 1 000 Monozyten mikroskopisch ausgewertet.

7.1.3. Fermentzytochemische Methoden

Die Untersuchungen wurden an 1 - 2 Tage alten, luftgetrockneten Leukozytenkonzentrat-Ausstrichen durchgeführt. Der Nachweis der Peroxydase erfolgte nach dem von KAPLOW [87] beschriebenen Verfahren. Für den Nachweis der Naphthol-AS-D-Chloroazetet-Esterase wurde die Methode von LEDER [101] angewandt. Die Präparate wurden zweimal mit jeweils frisch angesetztem Reaktionsgemisch inkubiert (30 und anschliessend 20 Minuten). Die Bestimmung der Naphthol-AS-Azetat-Esterase wurde mit dem von LÖFFLER [106] angegebenen Verfahren durchgeführt. Die Kerndarstellung erfolgte mit der von LEDER [104] modifizierten FEULGEN-Reaktion. Die Reagenzien wurden von den Firmen Hoechst (Frankfurt) und Serva (Heidelberg) bezogen.

Auswertung. Auf den Präparaten wurden jeweils 300 - 500 Monozyten mikroskopisch durchmustert, wobei eine Klassifizierung der Zellen sowohl aufgrund ihrer Kernmorphologie als auch gemäss der Intensität der zytochemischen Reaktion vorgenommen wurde. Die Monozyten wurden 3 Gruppen zugeordnet: Gelapptkernige, Intermediärformen mit schwach gelappten Kernen und Rund- bis Oval-kernige (Abb.22 s. Tafel). Die Intensität der Peroxydase- und Naphthol-AS-Azetat-Esterase-Reaktion wurde in 3 Klassen (0 = kein Reaktionsprodukt, 1 = Spuren, 2 = Reaktionsprodukt im gesamten Zytoplasma, 3 = hohe Konzentration des Reaktionsproduktes). Die Ergebnisse wurden in Form von „Aktivitäts-Indizes" zusammengefasst. Hierzu wurden die ausgewerteten Zellen zunächst mit dem Grad der Reaktionsintensität multipliziert. Die Summe der Produkte bezogen auf 100 Monozyten ergab dann den Aktivitäts-Index. Dieser umfasste entweder die gesamte Monozyten-Population oder lediglich eine bestimmte, aufgrund der Kernmorphologie differenzierte Monozytengruppe.

7.2. Ergebnisse

7.2.1. Morphologie der Blutmonozyten

Aufgrund der Kernmorphologie liessen sich die auf Objektträgern fixierten Blutmonozyten in 3 Gruppen einteilen (Abb. 22 s. Tafel); (a) Monozyten mit stark gelappten Kernen („Gelapptkernige"); „Intermediärformen", bei denen eine wenig ausgeprägte Kernlappung vorlag; (c) Monozyten mit runden oder ovalen Kernen („Rund- oder Oval-Kernige"), die häufig Nukleolen enthielten.

Das Zytoplasma der Gelapptkernigen wies im PAPPENHEIM-Präparat die für Monozyten typische schiefergraue Färbung auf, ausserdem häufig feine Azurgranula. Die Basophilie des Zytoplasmas nahm in der Regel von den Gelapptkernigen über die Zwischenformen bis zu Rund- oder Oval-Kernigen deutlich zu. Im Zytoplasma der rund- bis oval-kernigen Monozyten konnte manchmal eine grobe Promyelozytenartige Granulation beobachtet werden.

Normalpersonen. Im Blut von 10 Gesunden mit Monozytenzahlen im Bereich von 370 ± 110 pro µl ($\bar{x}$, SD) waren gelapptkernige Monozyten mit 58.1% ±10.1% am häufigsten vertreten. Der Anteil der Intermediärformen lag bei 34.1% ± 8.3%. Relativ selten, mit 7.8% ± 2.6%, kamen rund- oder oval-kernige Monozyten vor (Tab.XVI).

Patienten mit reaktiver Monozytose. Etwa proportional zum Monozytenspiegel im Blut nahm die Zahl aller 3 Monozytenformen im Blut zu, wobei sich jedoch bei den Rund- bis Oval-Kernigen ein deutlicher Anstieg erst nach Überschreiten von etwa 600 Monozyten pro µl Blut abzeichnete (Abb.23). Die Zuwachsrate der 3 Formen war unterschiedlich: sie lag bei den Rund- bis Oval-Kernigen am höchsten und nahm über die Zwischenformen zu den Gelapptkernigen ab. Mit zunehmender Blutmonozytenzahl verschob sich daher die Häufigkeitsver-

Tab.XVI: Morphologie und DNS-Syntheseaktivität der Monozyten im zirkulierenden Blut bei normalen Individuen und Patienten mit Monozytose.

Parameter	Monozyten-Typ	Normal Mittel	Normal SD	Monozytose Mittel	Monozytose Mittel
Monozytenzahl pro µl Blut	total	369	±109	1 196	1 999
	gelappt	218	± 83	433	563
	intermediär	124	± 45	451	686
	rund-oval	28	± 10	304	746
Prozentualer Anteil	gelappt	58.1	±10.1	36.0	29.1
	intermediär	34.1	± 8.3	38.4	34.2
	rund-oval	7.8	± 2.6	25.6	36.7
^{3}HTDR-Markierungs-Index [%] bezogen auf: Monozyten gepoolt	total	0.43	± 0.2	0.94	3.60
	gelappt	0.02	-	0.10	0.38
	intermediär	0.18	-	0.44	1.40
	rund-oval	0.23	-	0.40	1.82
Monozytentyp	gelappt	0.05	-	0.28	1.65
	intermediär	0.54	-	1.27	4.28
	rund-oval	3.28	-	1.50	4.87
Monozyten-Umsatz-Rate ($\times 10^6$/kg/h)		7	± 4	~22	~32

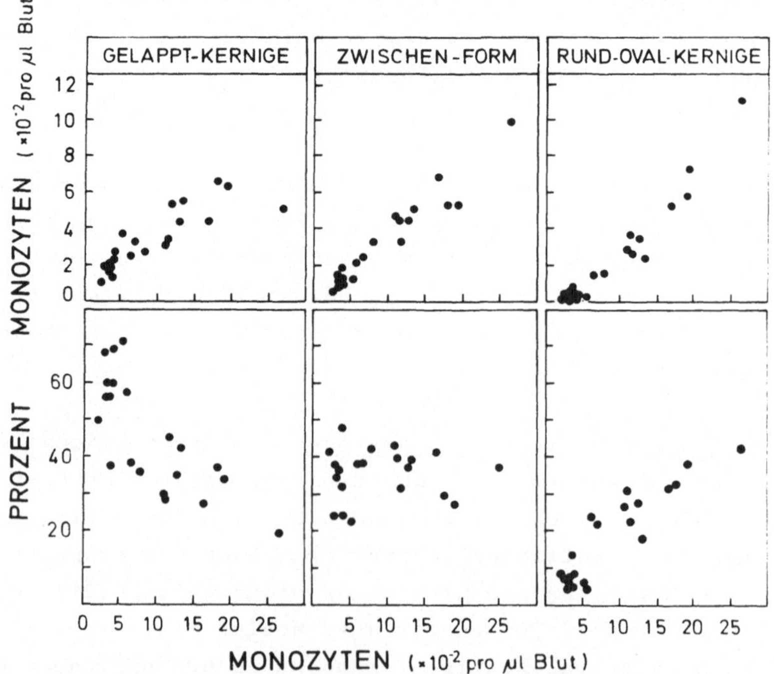

Abb.23: Ergebnis der Monozyten-Differenzierung aufgrund der Kernmorphologie in Relation zur Blutmonozytenzahl.

teilung der Monozytenformen zugunsten der Rund- bis Oval-Kernigen, während der Anteil der Gelapptkernigen abnahm. Keine wesentliche Änderung zeigte der Anteil der Intermediärformen. Bei Gesunden lag die Häufigkeitsverteilung der Gelapptkernigen, Intermediärformen und Rund- bis Oval-Kernigen im Mittel bei 6 : 3 : 1. Bei Monozytosen im Bereich von 2 500 Monozyten pro µl Blut ergab sich ein Verhältnis von etwa 3 : 3 : 4. Der Anteil rund- bis oval-kerniger Monozyten im Blut wies eine signifikant positive Korrelation zur Blutmonozytenzahl auf, während sich zum Anteil der Gelapptkernigen eine signifikant negative Korrelation ergab (Tab.XVII).

7.2.2. Zytochemische Befunde

Normalpersonen. Das Enzymmuster der Rund- bis Oval-Kernigen war gekennzeichnet durch eine hohe Reaktionsaktivität der Naphthol-AS-D-Chloroazetat-Esterase (Abb.22 s. Tafel) und der Peroxydase bei einer vergleichsweise geringen Aktivität der Naphthol-AS-Azetat-Esterase (Tab.XVIII). Umgekehrt war das Befundmuster der Gelapptkernigen, bei denen niedrige Aktivitäten der Naphthol-AS-D-Chloroazetat-Esterase und Peroxydase in Kombination mit hohen Aktivitäten der Naphthol-AS-Azetat-Esterase vorlagen. Die zytochemischen Befunde der Intermediärformen nahmen eine Mittelstellung ein.

Patienten mit reaktiver Monozytose. In Abb.24 wurden die zytochemischen Charakteristika der gepoolten Blutmonozyten-Population gegen die Blutmonozytenzahl aufgetragen.- Die Aktivitätsindizes der Naphthol-AS-D-Chloroazetat-Esterase zeigten eine stark positive Korrelation zur Blutmonozytenzahl (Tab.XVII). Dieses Ergebnis beruhte nicht nur auf einer Vermehrung der Fraktion intensiv reagierender rund- bis ovalkerniger Monozyten, sondern auch auf einer, bei allen Monozytenformen auftretenden, Zunahme der Enzym-Aktivität, die der Blutmonozytenzahl parallel lief (Tab.XVIII).- Gegenüber der Aktivität der Peroxydase war die Blutmonozytenzahl schwach positiv, gegenüber der Naphthol-AS-Azetat-Esterase

Tab.XVII: Korrelation morphologischer und funktioneller Kriterien von Blutmonozyten mit der Blutmonozytenzahl.

y		N	a	b	r	P
		Lineare Regressionsfunktionen [y = a + bx; x = Monozyten pro µl Blut]				
Oval-bis Rund-kernige	[%]	21	3.807	0.017	0.91	<0.001
	[pro µl]	21	-147.694	0.43	0.97	<0.001
Intermediärformen	[%]	21	35.453	0.0003	0.04	>0.1
	[pro µl]	21	3.297	0.353	0.97	<0.001
Gelapptkernige	[%]	21	60.981	-0.017	-0.76	<0.001
	[pro µl]	21	145.446	0.212	0.85	<0.001
Naphthol-AS-D-Chloroazetat-Esterase		21	30.217	0.046	0.87	<0.001
Peroxydase		19	49.46	0.013	0.37	0.1>P>0.05
Naphthol-AS-Azetat-Esterase		21	142.076	-0.012	-0.32	0.1>P>0.05
^{3}HTDR-Markierungsindex	[%]	19	-0.528	0.002	0.87	<0.001

Tab.XVIII: Zytochemisches Befundmuster der verschiedenen Monozytenformen im Blut bei normalen Individuen und Patienten mit Monozytose.

Enzym	Monozyten Typ	Normal Monoz./µl 370 ± 110 Mittel	SD	Monozytose Monoz./µl 1000-1500 Mittel	1500-3000 Mittel
Naphthol-AS-D-Chloroazetat-Esterase [Aktivitäts-Indizes]	total	42	±11	89	119
	gelappt	26	±11	43	62
	intermediär	53	±21	94	108
	rund-oval	128	±58	163	181
Peroxydase [Aktivitäts-Indizes]	total	63	±25	58	70
	gelappt	52	±21	31	35
	intermediär	68	±31	67	64
	rund-oval	114	±31	93	106
Naphthol-AS-Azetat-Esterase [Aktivitats-Indizes]	total	137	±29	126	117
	gelappt	141	±33	163	148
	intermediär	134	±26	128	138
	rund-oval	73	±36	50	77

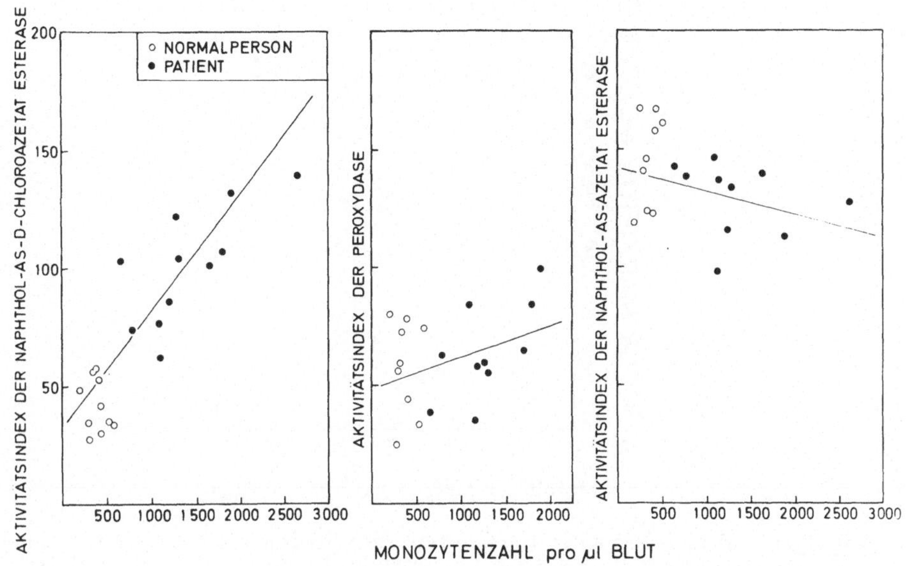

Abb.24: Aktivitäts-Indizes der Naphthol-AS-D-Chloroazetat-Esterase, der Peroxydase und der Naphthol-AS-Azetat-Esterase bei Blutmonozyten in Relation zur Blutmonozytenzahl.

schwach negativ korreliert (Abb.24 Tab.XVII).

7.2.3. DNS-Syntheseaktivität der Blutmonozyten

Normalpersonen. Die mit Hilfe der ^{3}HTDR-Inkorporation in vitro bestimmte DNS-Syntheseaktivität ergab folgende Befunde: beim Gesunden waren im Mittel 0.43% (SD = 0.2%) der Blutmonozyten markiert. Hiervon entfielen 0.02% auf die Gelapptkernigen, 0.18% auf die Intermediärformen und 0.23% auf die Rund- bis Oval-Kernigen. Der Markierungsindex der Rund- bis Oval-Kernigen lag im Mittel 66 mal höher als bei den Gelapptkernigen (Tab.XVI)

Patienten mit reaktiver Monozytose. Auf Abb.25 ist das Verhalten des ^{3}HTDR-Markierungsindex der Monozyten in Relation

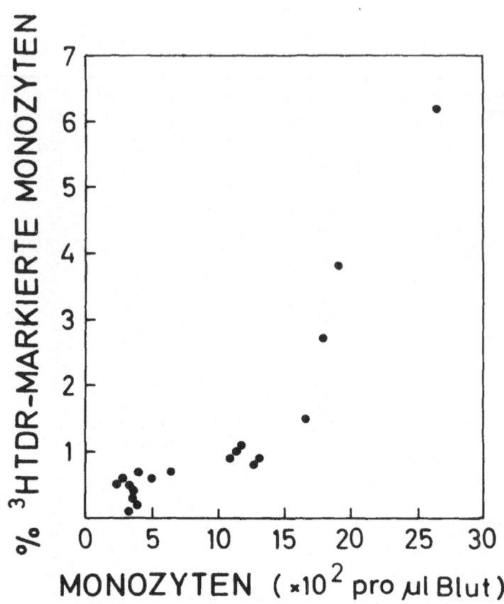

Abb.25: 3HTDR-Markierungsindex der Blutmonozyten nach in vitro Inkubation mit 3HTDR in Relation zur Blutmonozytenzahl.

zur Blutmonozytenzahl dargestellt. Im Bereich zwischen 500 - 1 500 Monozyten pro µl Blut stiegen die Markierungsindizes von etwa 0.4% auf 0.9% an. Bei Monozytenwerten im Bereich von 1 500 - 2 500 pro µl stieg die Zuwachsrate DNS-synthetisierender Blutmonozyten auf etwa das 10-fache an. Blutmonozytenzahl und ^{3}HTDR-Markierungsindex waren signifikant positiv korreliert (Tab.XVII).

Ähnlich wie die Reaktionsintensität der Naphthol-AS-D-Chloroazetat-Esterase änderte sich auch die auf einzelne Monozytentypen bezogene DNS-Syntheseaktivität in Relation zur Blutmonozytenzahl (Tab.XVIII). Bei allen 3 Monozytenformen nahm die DNS-Syntheseaktivität parallel dem Grad der Monozytose zu, wobei der Zuwachs bei den Gelapptkernigen besonders stark ausgeprägt war.

7.3. Diskussion

7.3.1. Blutmonozyten und Monozyten-Präkursoren

Die Eigenschaften der im zirkulierenden Blut vorkommenden Monozyten wiesen in mehrfacher Hinsicht Parallelen zu den intramedullären Monozyten-Präkursoren auf. So konnten die Blutmonozyten, ebenso wie Monozyten-Präkursoren, aufgrund der Kernmorphologie in die Gruppen der Rund- bis Oval-Kernigen, der Intermediärformen und der Gelapptkernigen klassifiziert werden. Spezifische morphologische Kriterien, die eine Differenzierung zwischen Monozyten-Präkursoren und Blutmonozyten ermöglicht hätten, fanden sich nicht.

Kleine rund- bis oval-kernige Monozytenforman allerdings scheinen nur unter besonderen pathologischen Bedingungen in relevanter Zahl im zirkulierenden Blut vorzukommen. Lediglich bei 3 der bisher untersuchten Fälle konnten sie im Blut relativ häufig nachgewiesen werden: Es handelte sich um eine Patientin mit einer Erythrodermie, um einen Patienten, der unter einer chronisch verlaufenden, malignen Erkrankung des Monozytensystems litt [127] und um einen Fall mit chronischer Monozytenleukämie vom Typ RESCHAD SCHILLING [118].

Auch das zytochemische Befundmuster der 3 verschiedenen Formen der Blutmonozyten stimmte prinzipiell überein mit den von LEDER [104] beschriebenen zytochemischen Charakteristika der Monozyten-Präkursoren: Bei den grossen rund- bis ovalkernigen Promonozyten war die höchste Aktivität der Peroxydase und Naphthol-AS-D-Chloroazetat-Esterase kombiniert mit der niedrigsten Aktivität unspezifischer Esterasen, während die gelapptkernigen Promonozyten ein dazu inverses Enzymmuster aufwiesen. Die rundkernigen Präkursoren, die bei der PAPPENHEIM-Färbung nicht sicher von Promyelozyten unterschieden werden können, erwiesen sich als die unreifsten im Knochenmark zytochemisch identifizierbaren Promonozyten. Auf

Tab.XIX: DNS-Syntheseaktivität von Promonozyten und kernmorphologisch ähnlichen Blutmonozyten.

Morphologie des Zellkerns	% ^{3}HTDR-markierte Zellen (Mittel)	
	Präkursoren im Knochenmark	Monozyten im Blut
klein, rund-oval	7.1	—
groß, rund-oval	9.7	3.28
intermediär	10.1	0.54
gelappt	24.9	0.05
total	11.5	0.43

der anderen Seite stellten die Gelapptkernigen die reifsten im Knochenmark vorkommenden Promonozyten dar.

Analog zu den Befunden bei Promonozyten kann vermutet werden, dass rund- bis oval-kernige Blutmonozyten die unreifste, Gelapptkernige die reifste im Blut vorkommende Monozytenpopulation repräsentieren. Dies liess sich beweisen durch das Studium der DNS-Syntheseaktivität bei den einzelnen Monozytenformen.

Die Tatsache, dass menschliche Blutmonozyten zur DNS-Synthese befähigt sind, wurde erstmals von BOND et al. [22] und RUBINI et al. [159] nachgewiesen. Wir fanden, dass der Anteil DNS-synthetisierender Monozyten im zirkulierenden Blut beim Gesunden im Mittel bei 0.4% lag, wobei die DNS-Syntheseaktivität der Rund- bis Oval-Kernigen nahezu das 70-fache der Gelapptkernigen erreichte. Die ^{3}HTDR-Markierungsindizes der Blutmonozyten lagen jedoch erheblich niedriger als diejenigen kernmorphologisch ähnlicher Monozyten-Präkursoren im Knochenmark (Tab.XIX). Der grösste Unterschied fand sich bei den Gelapptkernigen. Diese Zellen erreichten im Knochenmark einen mittleren Markierungsindex von 25%, während nur 0.05% der im PAPPENHEIM-Präparat identisch aussehenden gelapptkernigen Monozyten des zrikulierenden Blutes markiert waren. Diese Beobachtung soll im folgenden Kap.8 weiter analysiert werden.

7.3.2. Charakeristika der Blutmonozyten in Relation zur Rate des Monozyteneinstroms ins Blut

Welche Rückschlüsse erlauben die erhobenen Befunde im Hinblick auf den Mechanismus des Monozyten-Transits vom Knochenmark ins Blut?

Voraussetzung für die Beantwortung dieser Frage ist die Kenntnis der Relation der Blutmonozytenzahl zur Monozyten-Einstromrate aus dem Knochenmark ins Blut.- Die Blutmonozytenzahl war linear positiv mit der Monozyten-Umsatzrate korreliert. Eindeutige krankheitsspezifische Abweichungen wurden nicht beobachtet (Abb.21). Die Annahme einer weitgehenden Übereinstimmung der Monozyten-Einstromrate mit der Monozyten-Umsatzrate erscheint aufgrund folgender Argumente gerechtfertigt:

a) Die exponentielle Abwanderung ^{3}HDFP-markierter Monozyten aus der Blutbahn nach der Autotransfusion (Kap.6) spricht für einen uni-direktionalen Zellfluss, der vom Knochenmark seinen Ausgang nimmt, die Blutbahn passiert und dann ins Gewebe einmündet. Hinweise für einen relevanten Zellreflux aus dem Gewebe konnten nicht erbracht werden (z.B. kommen nur äusserst selten Makrophagen in der Lymphe des ductus thoracicus vor [157]).
b) Eine Veränderung der Zellflussrate durch intravasalen Zelltod ist unwahrscheinlich, da die aus dem Knochenmark entlassenen Monozyten noch relativ jung und undifferenziert sind und im Blut in der Regel nur äusserst selten Monozyten-Abbauformen auftreten.
c) Eine Veränderung der Zellflussrate durch intravasale Zellneubildung kann ebenfalls vernachlässigt werden aufgrund der niedrigen DNS-Syntheseaktivität, dem Fehlen von Mitose-

figuren bei Blutmonozyten (Kap.8) und der kurzfristigen intravasalen Aufenthaltsdauer der Zellen (Kap.6).

Die Regressionsfunktion zwischen Blutmonozytenzahl und Monozyten-Umsatzrate (Tab.XIV) erlaubt somit eine grobe Abschätzung der Monozyten-Produktions- bzw. -Einstrom-Rate aufgrund der Blutmonozytenzahl.- Die kurze Zirkulationsdauer der Zellen (beim Gesunden im Mittel 11 Stunden) rechtfertigt die Annahme, dass die aus dem Knochenmark einströmenden Monozyten ihre morphologischen und zytochemischen Eigenschaften intravasal nicht relevant verändern. Damit sind aufgrund der Charakteristika der Blutmonozyten Rückschlüsse auf die Eigenschaften der aus dem Knochenmark ins Blut einströmenden Population möglich.

Unter diesem Aspekt stellt sich der Monozyten Transit vom Knochenmark ins Blut folgendermassen dar: Unter Normalbedingungen werden aus dem Knochenmark stündlich 7 Millionen Monozyten pro kg Körpergewicht ins Blut entlassen. Der Differenzierungsgrad der einströmenden Monozyten ist nicht einheitlich. Er ist positiv korreliert mit dem Grad der Kernlappung. Gelapptkernige repräsentieren die reifsten, Intermediärformen die halbreifen und Oval- bis Rund-Kernige die unreifsten Monozytenformen, die ins Blut gelangen. Unter Normalbedingungen liegt die mittlere Häufigkeitsverteilung dieser 3 Monozytenformen bei 6 : 3 : 1.

Parallel der Monozyten-Einstromrate nimmt die Fraktion unreifer Formen unter den ins Blut gelangenden Monozyten zu. Bei Einstromraten, die etwa das 5-fache der Norm betragen, liegt die Häufigkeitsverteilung der Gelapptkernigen, Intermediärformen und Rund- bis Oval-Kernigen bei 3 : 3 : 4. Diese Befunde zeigen, dass, ähnlich wie bei den Neutrophilen, auch bei den Monozyten eine „Linksverschiebung" im Differentialblutbild auftritt, wenn die Zell-Einstromrate ins Blut zunimmt.

Der Anstieg der Monozyten-Einstromrate war ausserdem verbunden mit qualitativen Veränderungen: Die Aktivität der Naphthol-AS-D-Chloroazetat-Esterase und der DNS-Synthese nahm bei allen Monozytenformen parallel der Monozyten-Einstromrate erheblich zu. Diese Beobachtungen sprechen dafür, dass kernmorphologisch gleichartige Monozyten im Blut unter Normalbedingungen einen höheren Differenzierungsgrad besitzen als bei Monozytose, d.h. bei gesteigerter Monozyten-Einstromrate.

Die Möglichkeit von Altersunterschieden bei kernmorphologisch ähnlichen Zellen wird besonders evident beim Vergleich von Promonozyten und Blutmonozyten, die in der Regel allein aufgrund der Kernmorphologie nicht unterscheidbar sind.- Eine Erklärung für diese Befunde lieferten mikrokinematographische Beobachtungen an Blutmonozyten von Gesunden und Monozyten-Präkursoren aus dem Blut eines Patienten mit chronischer Monozytenleukämie [118]. Es zeigte sich, dass die reifen Monozyten eine vitale Kern- und Zell-Motilität besitzen und dadurch nahezu permanent als Gelapptkernige vorlagen; der Zustand der Intermediärform wurde nur kurzfristig, derjenige der Rund- bis Oval-Kernigen dagegen nicht durchlaufen. Auf der anderen Seite zeigten unreife Monozyten-Präkursoren nur sehr schwach ausgeprägte und träge Kern- und Zell-Bewegungen. Sie lagen daher meist als Rund- oder Oval-Kernige vor, selten als Intermediärformen und niemals als Gelapptkernige.

Bei der Herstellung von Ausstrichpräparaten werden die Zellen in ihrer augenblicklichen Bewegungsphase fixiert. Die unreifen Zellen werden daher mit hoher Wahrscheinlichkeit in Gestalt der Rund- oder Oval-Kernigen und mit geringer Wahrscheinlichkeit in Form der Gelapptkernigen angetroffen. Umgekehrt liegen die Verhältnisse bei den reifen Monozyten. Das Kriterium der Kernmorphologie gestattet somit lediglich die Beurteilung des r e l a t i v e n Differenzierungsgrades einer auf diese Weise klassifizierten Zellgruppe im Vergleich zu einer andern in demselben Präparat. Eine absolute Bestimmung des Zellalters individueller Monozyten mit Hilfe der

Kernmorphologie ist nicht möglich.

7.4. Zusammenfassung

Der Differenzierungsgrad von Monozyten, die aus dem Knochenmark ins Blut entlassen werden, ist unterschiedlich. Er ist in der Regel mit dem Grad der Kernlappung der Monozyten korreliert. Rund- bis oval-kernige Monozyten repräsentieren die unreifste Fraktion der Blutmonozyten. Sie weisen die höchste Aktivität der DNS-Synthese, der Naphthol-AS-D-Chloroazetat-Esterase und Peroxydase auf, zusammen mit der niedrigsten Reaktionsintensität unspezifischer Esterasen. Die reifste Fraktion der Blutmonozyten wird durch die Gelapptkernigen vertreten. Die DNS-Syntheseaktivität dieser Zellen ist ausserordentlich niedrig. Ihr Enzymmuster ist gekennzeichnet durch schwache Reaktionsintensitäten der Naphthol-AS-D-Chloroazetat-Esterase und Peroxydase bei hoher Aktivität unspezifischer Esterasen. Der Differenzierungsgrad der Blutmonozyten mit schwach ausgeprägter Kernlappung (Intermediärformen) ist zwischen diese beiden Gruppen einzuordnen.

Bei normalen Individuen, mit einer durchschnittlichen Monozyten-Einstromrate ins Blut von etwa 7 Millionen Monozyten/h/kg, liegt die Häufigkeitsverteilung der Rund- bis Oval-Kernigen zu Intermediärformen zu Gelapptkernigen wie 1 : 3 : 6. Durchschnittlich 0.4% (SD = 0.2%) der zirkulierenden Monozyten befinden sich in DNS-Synthese, wobei die DNS-Syntheseaktivität der Oval- bis Rund-Kernigen gegenüber den Gelapptkernigen etwa 70 mal höher liegt.

Bei Patienten mit Monozytose im Rahmen von Infektionen und Malignomen verändern sich die Fraktionen der 3 Monozytenformen im zirkulierenden Blut sowohl quantitativ als auch qualitativ: Mit zunehmender Monozyten-Einstromrate ins Blut steigt der Anteil der Rund- bis Oval-Kernigen auf Kosten der Gelapptkernigen an; gleichzeitig nimmt der Differenzierungsgrad aller 3 Monozytenfraktionen ab. Diese Befunde reflektieren eine Verschiebung des Monozyten-Transits vom Knochenmark ins Blut zugunsten unreifer Zellformen als Folge der ansteigenden Monozyten-Produktionsrate. Es handelt sich also um einen der sog. Linksverschiebung bei Neutrophilen analogen Prozess.

8. INTRAVASALE MONOZYTEN-PROLIFERATION

In Zusammenarbeit mit Wolfgang Perach und Joachim Bammert

Die Beobachtungen nach ^{3}HTDR-Pulsmarkierung zeigten, dass die Monozyten schon während der Passage des Proliferationsspeichers das Knochenmark verlassen und in die Blutbahn einströmen (Kap.4). Die im zirkulierenden Blut vorkommenden Monozyten stimmten , was die Morphologie und das zytochemische Befundmuster betrifft, weitgehend mit den Promonozyten überein (Kap.7). Die Fraktion DNS-synthetisierender Monozyten im Blut lag jedoch erheblich niedriger als bei Monozyten-Präkursoren (Tab.XIX). Derartige Unterschiede der DNS-Syntheseaktivität zwischen morphologisch ähnlichen Zellen im Knochenmark und im Blut wurden auch bei den Blasten akuter Leukämien (KILLMAN [91, 92]) und bei granulozytopoietischen Zellen chronisch myeloischer Leukämien (VINCENT et al. [193]) beobachtet.

Auffallend war ausserdem, dass beim Durchmustern von mehr als 1 Million Blutmonozyten niemals eine Mitosefigur gefunden wurde. Bei einem ^{3}HTDR-Markierungsindex von 0.43% (Tab.XVI), einer DNS-Synthesezeit von 10 Stunden (Kap.3) und einer Mitosedauer von 0.5 - 1 Stunde [142, 154] wäre jedoch ein Mitoseindex von etwa 0.022% - 0.043% zu erwarten (10 Std. : 0.43% = 0.5 Std. : X). Auch bei den zirkulierenden granulozytopoietischen Zellen der chronisch myeloischen Leukämie wurde von VINCENT et al. [193] ein gegenüber dem ^{3}HTDR-Markierungsindex inadequat niedriger Mitoseindex beobachtet.

Diese Befunde lassen sich zur Zeit nicht deuten. Es können jedoch mehrere Erklärungsmöglichkeiten in Betracht gezogen werden:

a)Proliferierende Monozyten, die aus dem Knochenmark ins Blut entlassen werden, zirkulieren nur kurzfristig, da sie entweder augenblicklich im marginalen Zellspeicher verschwin-

den oder indem sie die Blutbahn sofort wieder verlassen
b) Beim Transit der Monozyten vom Knochenmark in die Blutbahn sistiert die DNS-Synthese, z.B. verursacht durch die Änderung des Microenvironments (Mc CULLOCH [50]).

In dem vorliegenden Kapitel werden die Möglichkeiten (b) und (c) experimentell geprüft durch zytophotometrische Messung des DNS-Gehaltes kombiniert mit der Bestimmung der ^{3}HTDR-Aufnahme in vitro bei individuellen Monozyten des zirkulierenden Blutes. Würde (b) zutreffen, d.h. würde die DNS-Synthese beim Zelltransit sistieren, so würden im Blut intereuploide Monozyten vorkommen, die keine DNS-Syntheseaktivität zeigen. Würde dagegen die DNS-Synthese ungestört ablaufen und die Mitose ausbleiben (c), so wäre eine Akkumulation tetraploider Monozyten im Blut zu erwarten.

8.1. Material und Methoden

Es wurden 5 gesunde Probanden und ein Patient mit chronischer Monozytenleukämie untersucht.- 4 ml venöses Blut wurden mit 1 ml eines Na_2EDTA-Plasmagel-Gemisches (Kap.6) versetzt und mit 8 µCi ^{3}HTDR 20 Minuten bei 37°C im Wasserbad inkubiert. Anschliessend wurden Objektträgerausstriche von den Leukozytenkonzentraten der Proben hergestellt. Auf den Präparaten wurde die FEULGEN-Reaktion nach BLOCK und GODMAN [15] durchgeführt, unter Verwendung des Schiff'schen Reagenzes nach GRAUMANN [77]. Anschliessend wurden die Präparate mit 1 - 2 Tropfen Cargille-Öl (Brechungsindex n = 1.540; R.P. Cargille Laborytories Inc., Cedar Grove, N.J., USA) beschickt, mit einem Deckglas versehen und durch Umrandung mit Nagellack eine luftdichte Kammer hergestellt. Für jeden Probanden wurden mit Hilfe eines automatisch integrierenden Mikrodensitometers nach DEELAY (Fa. Barr und Stroud, Glasgow, Great Britain) bei etwa 1 000 Monozyten die FEULGEN-Extinktion bestimmt, wobei die Zellen aufgrund der Kernmorphologie in 3 Gruppen eingeteilt wurden (grosse Rund- bis Oval-Kernige, Intermediärformen, Gelapptkernige; Kap.7). Monozyten, deren Extinktionswerte deutlich höher lagen als der vermutete diploide Bereich, wurden mit einem Objektfinder und einer Skizze lokalisiert. Nach der Messung wurden die Präparate in Azeton vom Nagellack befreit und in Xylol entölt. Dann erfolgte die Autoradiographie mit der Stripping Film Technik (Kodak AR 10). Nach etwa 2-wöchiger Exposition, Entwicklung und Fixation wurden die lokalisierten Monozyten mit Hilfe des Objektfinders wieder aufgesucht und geprüft, ob bei der in vitro Inkubation ^{3}HTDR aufgenommen wurde.

8.1.1. Statistische Analyse der DNS-Verteilungskurven

Es wurde davon ausgegangen, dass die Blutmonozyten in Bezug auf den DNS-Gehalt in 3 Gruppen unterteilt werden können: (a) Die Fraktion diploider Zellen, deren DNS-Gehalt normal verteilt ist mit Mittelwert $\bar{x}$ und Varianz s^2; (b) die Fraktion der Intereuploiden (I), mit normal-verteilten DNS-Werten zwischen dem Bereich diploider und tetraploider Zellen; (c) die Fraktion tetraploider Zellen (T), deren DNS-Gehalt um den Mittelwert $2\bar{x}$ normal-verteilt ist mit der Varianz s_T^2.

Zur Bestimmung von $\bar{x}$ und s^2 wurde ein Histogramm der DNS-Werte aller gemessenen Zellen gezeichnet und nach Augenmass Extremwerte ausgeschlossen. Der verbleibende Rest wurde als diploid bezeichnet und als Stichprobe verwendet, in der $\bar{x}$ und s^2 bestimmt wurden.

Schätzung der Fraktion intereuploider Monozyten (I). Da die diploide Fraktion von der tetraploiden im Histogramm durch einen weiten Abstand getrennt war, wurden die Zellen mit DNS-Werten in diesem eindeutig intereuploiden Teilbereich gezählt. Die Länge des dem intereuploiden Bereich entsprechenden Abszissenabschnitts im Histogramm wurde gemessen und die gezählte Zellzahl auf das gesamte intereuploide Intervall zwischen $\bar{x}$ und $2\bar{x}$ hochgerechnet. Das Ergebnis wurde durch die Gesamtzellzahl dividiert und dadurch die relative Häufigkeit intereuploider Zellen bestimmt. Unter Berücksichtigung einer Beimischung eines intereuploiden Anteils in der auf den 1. Blick als diploid angesprochenen Fraktion wurde die Schätzung für $\bar{x}$ und s^2 noch verbessert.

Schätzung der Fraktion tetraploider Monozyten (T). Die Zahl tetraploider Zellen wurde am rechten Ende des Histogramms abgelesen, wobei davon ausgegangen wurde, dass bei tetraploiden Zellen die FEULGEN-Extinktionswerte doppelt so hoch liegen, wie bei diploiden Zellen. Die Beimischung intereuploider Zellen wurde, entsprechend obiger Schätzung, abgezogen. Da die Fraktion der tetraploiden Zellen für eine selbständige Varianzberechnung nicht ausreichte, wurde $s_T^2 = s^2$ gesetzt. Dieses Vorgehen erschien auch nach Augenmass plausibel.

Berechnung der Mischverteilung.

Verteilung der FEULGEN-Werte bei Diploiden:

$$F_1(y) = F((y-\bar{x})/s).$$

Verteilung der FEULGEN-Werte bei Intereuploiden:

$$F_2(y) = \begin{cases} = I/\bar{x} \leqslant y \leqslant 2\bar{x} \\ = 0 \text{ sonst} \end{cases}$$

Verteilung der FEULGEN-Werte bei Tetraploiden:

$$F_3(y) = F((y-2\bar{x})/s)$$

Mischverteilung der FEULGEN-Werte:

$$F_m = p_1F_1(y) + p_2F_2(y) + p_3F_3(y)$$

F = Verteilungsfunktion der Standardnormalverteilung;

$p_1 = 1-I-T$; $p_2 = I$; $p_3 = T$

8.2. Ergebnisse

Der relative DNS-Gehalt der Monozyten wurde als FEULGEN-Extinktion der Zellkerne gemessen und als Arbeitseinheit (AE) des Mikrospektrophotometers angegeben.

Die Ergebnisse der 5 untersuchten Probanden stimmten weitgehend überein; wesentliche Unterschiede zwischen den 3, aufgrund der Kernmorphologie klassifizierten Monozytenformen, wurden nicht beobachtet. Die FEULGEN-Extinktion von etwa 99% der Monozyten lag in einem engen unteren Bereich, der nur von einzelnen Zellen überschritten wurde. Die gemessenen Maximalwerte machten etwa das Doppelte des Mittelwertes dieses Bereichs aus. Im Wahrscheinlichkeitsnetz ergaben die Extinktionswerte der Zellen des genannten Bereichs eine gerade Summenlinie (Abb.26).

Zellen, deren Extinktionswerte oberhalb des unteren engen Bereichs lagen, wurden nach der Autoradiographie erneut aufgesucht. Zellen, deren Extinktionswerte zwischen dem unteren Bereich und den oberen Extremwerten lagen, erwiesen sich mit einer Ausnahme als ^{3}HTDR-markiert (bei einem Probanden konnte eine dieser Zellen im Autoradiogramm nicht wieder aufgefunden werden). Zellen mit oberen Extremwerten waren unmarkiert (Abb.26).

Bei einem Patienten mit chronischer Monozytenleukämie lag die Fraktion, deren Extinktion den unteren engen Bereich überschritt, bei etwa 2% (Abb.27). Bei diesem Patienten wurde die Summenhäufigkeitsverteilung der Extinktionswerte mit Hilfe des oben erläuterten mathematischen Modells berechnet. Das Ergebnis stimmte mit den Messwerten überein (Abb.27). Das Modell wurde daher auch zur Berechnung der Häufigkeitsverteilung diploider, intereuploider und tetraploider Monozyten bei gesunden Individuen eingesetzt. Es resultierte eine mittlere Verteilung von 99.43% : 1.40% : 0.18% (Tab.XX).

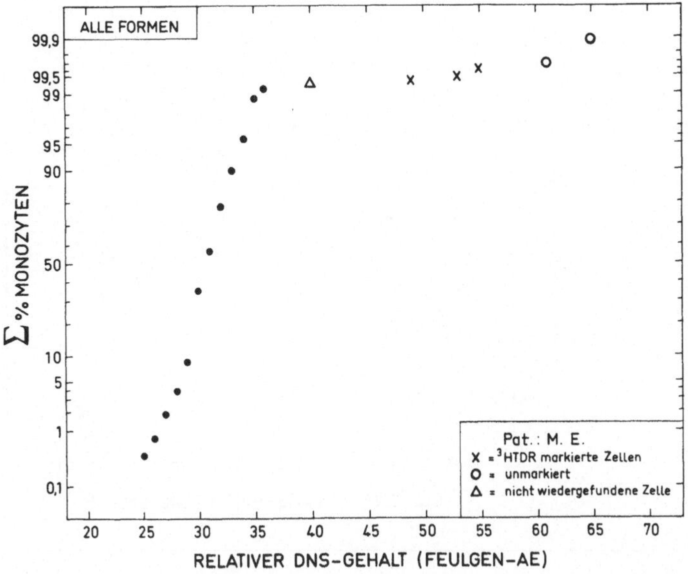

Abb.26: Relative Summenhäufigkeit der FEULGEN-Extinktionswerte (AE) von 1 005 Blutmonozyten eines gesunden Probanden im Wahrscheinlichkeitsnetz. Etwa 99% der Zellen des unteren Extinktions-Bereichs lagen auf einer geraden Summenlinie. Bei Zellen, deren Extinktion zwischen diesem Bereich und den oberen Extremwerten lag, konnte autoradiographisch eine in vitro Aufnahme von 3HTDR nachgewiesen werden.

8.3. Diskussion

Die durchgeführten DNS-Messungen zeigten, dass beim gesunden Menschen diploide, intereuploide und tetraploide Monozyten im zirkulierenden Blut vorkommen. Da 19 von 20 autoradiographisch untersuchten intereuploiden Monozyten ^{3}HTDR-markiert waren, kann angenommen werden, dass Monozyten, welche die DNS-Synthese gestartet haben, diese meist in der Blutbahn auch vollenden. Würde sie früher sistieren, dann würden intereuploide Monozyten auftreten, bei denen eine in vitro Aufnahme von ^{3}HTDR fehlt. Die niedrige DNS-Syntheseaktivität der Blutmonozyten gegenüber morphologisch und zytochemisch gleichartigen Monozyten-Präkursoren im Knochenmark lässt sich daher nicht als Folge des Erlöschens der DNS-Synthese beim

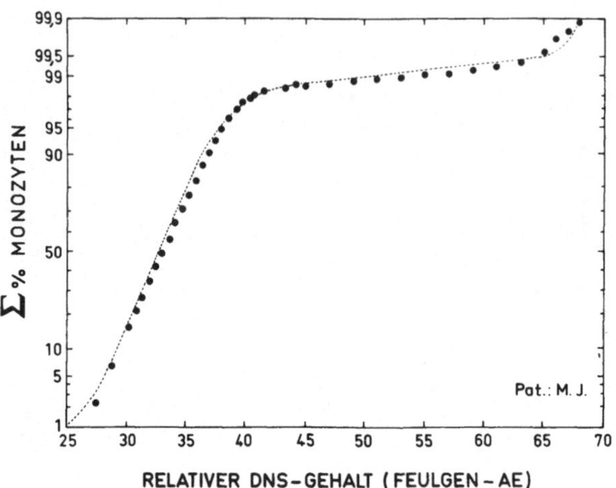

Abb.27: Relative Summenhäufigkeit der FEULGEN-Extinktionswerte (AE) von 1 014 Blutmonozyten bei einem Patienten mit chronischer Monozyten-Leukämie. Die gestrichelte Kurve stellt die mit Hilfe eines mathematischen Modells berechnete Verteilung der Summenhäufigkeit dar.

Tab.XX: Häufigkeit diploider, intereuploider und tetraploider Monozyten im zirkulierenden Blut von 5 gesunden Individuen.

Proband Nr.	Zahl der gemessenen Monozyten gesamt	diploid	intereuploid	tetraploid
1	1 019	1 001	15	3
2	994	983	10	1
3	1 000	985	14	1
4	1 005	985	17	3
5	999	984	14	1
ΣX	5 017	4 938	70	9
$\overline{X}$	1 003.4	987.6	14	1.8
% von $\overline{X}$	100	98.43	1.40	0.18

Zelltransit interpretieren.

Aufgrund des bei Monozyten gesunder Individuen bestimmten mittleren ^{3}HTDR-Markierungsindex von 0.43% wären, wie oben ausgeführt, etwa 215 - 430 Mitosen pro Million Monozyten zu erwarten. Bei den dieser Arbeit zugrunde liegenden Versuchen wurden jedoch mehr als 1 Million Blutmonozyten mikroskopisch durchmustert, ohne dass eine einzige Mitosefigur beobachtet werden konnte. Es erhebt sich deshalb die Frage, ob die Monozyten des zirkulierenden Blutes lediglich zur DNS-Synthese, nicht aber zur Mitose befähigt sind. Ein derartiger Prozess würde zu einer messbaren Akkumulation tetraploider Monozyten im zirkulierenden Blut führen.

Die Dauer der prämitotischen Ruhephase T_{G2} im Generationszyklus proliferierender Blutmonozyten kann mit Hilfe der in Kap.3 bestimmten DNS-Synthesezeit T_S von 10 Std. und den Fraktionen intereuploider Blutmonozyten S und tetraploider Blutmonozyten G_2 berechnet werden:

$$T_S : T_{G2} = S : G_2$$

$$T_{G2} = \frac{10 \text{ Std} \cdot 0.18\%}{1.4\%} = 1.3 \text{ Std.}$$

Die berechnete G_2-Phase ist relativ kurz. Dieses Ergebnis spricht gegen eine Akkumulation von G_2-Phase Monozyten im Blut. Es scheint im Gegenteil auf eine bevorzugte Elimination tetraploider Zellen hinzuweisen, deren Mitose dann entweder im marginalen Monozyten-Pool oder extravasal stattfinden würde. Die Annahme einer selektiv hohen Clearance von G_2-Phase Monozyten würde das Fehlen von Mitosefiguren bei zirkulierenden Monozyten erklären.

Die Untersuchungen an Blutmonozyten lieferten somit keine Antwort auf die Frage nach der Ursache der unterschiedlichen Proliferationsaktivität morphologisch gleichartiger monozytopoietischer Zellen im Knochenmark und im Blut. Durch die Ergebnisse, die zeigten, dass der Generationszyklus proliferierender Blutmonozyten ungestört abläuft, gewinnt jedoch die Vorstellung, dass das Knochenmark nahezu ausschliesslich nicht proliferierende G_1-Phase Zellen ins Blut entlässt, an Wahrscheinlichkeit.

8.4. Zusammenfassung

Die intravasale Monozyten-Proliferation wurde näher charakterisiert durch mikrophotometrische Messungen in Kombination mit autoradiographischen Bestimmungen der ^{3}HTDR-Aufnahme der Zellen in vitro. Bei 5 gesunden Probanden waren die Fraktionen diploider, intereuploider und tetraploider Monozyten im Mittel folgendermassen verteilt: 98.43% zu 1.40% zu 0.18%. Intereuploide Monozyten bauten in der Regel ^{3}HTDR ein. Die berechnete Dauer der G_2-Phase ergab einen Wert von nur 1.3 Std., der die Vorstellung stützen würde, dass eine selektiv hohe Clearance für G_2-Phase Zellen vorliegt. Ein derartiger Prozess würde das Fehlen von Mitosefiguren bei zirkulierenden Monozyten erklären.

9.MONOZYTEN-ABBAUFORMEN IM BLUT

Gesunden Probanden wurden venöse Blutproben entnommen und hieraus, gemäss dem in Kap.6 beschriebenen Verfahren, Leukozytenkonzentrat-Ausstriche hergestellt. Auf den Präparaten wurden dann die monozytopoietischen Zellen mit Hilfe der kombinierten Nachweisreaktion NaF-resistenter und NaF-sensibler Naphthol-AS-D-Azetat-Esterasen zytochemisch dargestellt (s. Kap.2). Bei der mikroskopischen Auswertung wurden pro Fall 2 000 Monozyten durchmustert. Hierbei fanden sich sehr selten Zellen, die eine besonders intensive Aktivität der NaF-sensiblen Naphthol-AS-D-Azetat-Esterase aufwiesen, deren Kerne jedoch zu homogenen, strukturlosen Chromatintröpfchen zerfallen waren (Abb.28 s. Tafel). Es handelte sich also offensichtlich um pyknotische Monozyten. Ihr Vorkommen erreichte maximal etwa 2 Zellen pro µl Blut (Tab.XXI).

Tab.XXI: Pyknotische Monozyten im venösen Blut gesunder Individuen.

Nr.	Pyknotische Monozyten	
	%	pro µl Blut
1	0.35	0.88
2	0.55	1.86
3	0.10	0.34
4	0.25	0.56
5	0.00	0.00
6	0.25	0.34
7	0.00	0.00
8	0.21	0.71
Mittel	0.21	0.59
SD	0.18	0.60
Bereich	0 - 0.55	0 - 1.86

10. REKRUTIERUNG DER MAKROPHAGEN IM ENTZÜNDUNGSGEBIET UND ENTSTEHUNG DER FREMDKÖRPERRIESENZELLEN

In Zusammenarbeit mit Michael Rau und Ernst Theo Brand

Untersuchungen der zelligen Infiltrate entzündlicher Reaktionen verschiedener Genese zeigten regelmässig, dass diese vorwiegend aus Makrophagen bestehen [1, 10, 11, 27, 28, 34, 35, 40, 54, 98, 105, 107, 137, 161, 162, 170, 176-182, 188, 189, 208, 211]. SPECTOR et al. [176 - 182] konnten bei tierexperimentellen Entzündungsreaktionen 3 Mechanismen feststellen, die zur Entstehung und Erhaltung der Makrophagenspeicher am Ort der Entzündung führen:

a) Die Rekrutierung der Makrophagen aus Blutmonozyten.- Dieser Prozess steht bei der Makrophagenbesiedlung akut entzündlicher Reaktionen ganz im Vordergrund.

b) Die Neubildung von Makrophagen am Entzündungsort durch Proliferation der aus Monozyten rekrutierten Makrophagen,- ein Mechanismus, der bei chronischen Entzündungsreaktionen mit hohem Makrophagenumsatz dominiert (z.B. beim Bortadella pertussis Granulom).

c) Das Auftreten von Makrophagen mit hoher Lebenserwartung.- Der Anteil dieser Population am entzündlichen Infiltrat scheint allgemein parallel der Entzündungsdauer anzuwachsen; von vornherein besonders hoch liegt er bei chronischen Entzündungen mit niedrigem Makrophagenumsatz (z.B. beim Carageenin Granulom).

Bisher wurde lediglich die Makrophagenkinetik im Entzündungsgebiet tierexperimenteller Entzündungsreaktionen analysiert. Die in Kap.6 beschriebene Autotransfusion in vitro ^{3}HDFP-markierter Monozyten ermöglicht derartige Untersuchungen auch bei entzündlichen Erkrankungen des Menschen.

10.1. Akute Entzündung

Zur Analyse der Makrophagen-Rekrutierung aus Blutmonozyten wurde die Autotransfusion ^{3}HDFP-markierter Leukozyten mit Hautfensteruntersuchungen kombiniert.- Bei der von REBUCK und CROWLEY [149] entwickelten Hautfenstertechnik wird durch Abradieren der oberen Epidermisschichten an der Haut eine akute Entzündungsreaktion ausgelöst. Über den Läsionen werden Deckgläser - die „Hautfenster" - fixiert, an denen die Exsudatzellen festkleben und dann mikroskopisch ausgewertet werden können.- Bei den durchgeführten Versuchen wurden nach Anbringen der Hautfenster autologe, ^{3}HDFP-markierte Monozyten transfundiert und dann gleichzeitig das Verhalten der Markierungsindizes der Blutmonozyten und Hautfenstermakrophagen beobachtet.

10.1.1. Methodik

Die Hautfensteruntersuchungen wurden bei 4 hämatologisch gesunden Probanden während der in Kap.6 beschriebenen Monozyten-kinetischen Studien durchgeführt. Eine Stunde vor der Autotransfusion ^{3}HDFP-markierter Blutzellen wurden lateral von der Tibiakante mehrere Hautflächen von etwa $3 \cdot 5$ mm mit einem Skalpell so lange abradiert, bis Blutgefässe als rote Pünktchen sichtbar wurden. Ein Blutaustritt wurde jedoch vermieden. Auf den präparierten Hautstellen wurden sterile, $24 \cdot 24$ mm grosse Deckgläser befestigt und 3 Stunden bis 3 Tage belassen. Anschliessend wurden die Hautfenster-Präparate $3 \cdot 10$ Minuten in absolutem Methanol fixiert und autoradiographiert. Nach einer etwa 80-tägigen Expositionszeit wurde in den entwickelten und nach GIEMSA gefärbten Präparaten der Makrophagen-Markierungsindex durch Auszählen von jeweils 1 000 Makrophagen bestimmt. Die Markierungsindizes der Blutmonozyten wurden nach dem in Kap.6 beschriebenen Verfahren ermittelt.

10.1.2. Ergebnisse

Etwa ab der 6. Stunde nach Beendigung der Autotransfusion erschienen auf den Hautfenster-Präparaten Neutrophile und Makrophagen, die eine ähnlich intensive über das Zytoplasma verteilte Markierung aufwiesen, wie die transfundierten, markierten Neutrophilen und Monozyten (Abb.29 s. Tafel). Makrophagen, die radioaktives Material z.B. durch Phagozytose von markierten Neutrophilen aufgenommen hatten, unterschieden sich durch ihren Markierungstyp eindeutig von Makrophagen, die aus markierten Blutmonozyten rekrutiert wurden. Hier war die Radioaktivität nicht homogen im Zytoplasma verteilt, sondern auf bestimmte Bezirke konzentriert, in denen sich ausserdem meist auch Reste phagozytierter Zellen nachweisen liessen (Abb.30 s. Tafel).

Innerhalb von etwa 2 Tagen nach der Autotransfusion stiegen die Makrophagen-Markierungsindizes auf Werte an, wie sie bei den Blutmonozyten 5 Minuten nach Beendigung der Transfusion vorlagen. In Tab.XXII wurden die Markierungsindizes der Makrophagen auf Hautfenster-Präparaten nach etwa 2-tägiger Liegezeit denjenigen der Makrophagen im zirkulierenden Blut gegenübergestellt. Bei allen Probanden wiesen die Hautfenster-Makrophagen ähnliche Markierungsindizes auf wie die Blutmonozyten 5 Minuten nach Beendigung der Autotransfusion ($L.I._I$). Die Makrophagen-Markierungsindizes lagen immer höher, als der durch Extrapolation der exponentiell verlaufenden Komponente der Abwanderungskurve nach T_0 ermittelte Monozyten-Markierungsindex $L.I._{II}$ (Abb.31).

Aufgrund mikrokinematographischer Beobachtungen des Immigrationsprozesses von Monozyten ins Entzündungsgebiet (ALLISON et al. [1]) ist anzunehmen, dass die Hautfenster-Makrophagen aus Monozyten des marginalen Monozyten-Pools rekrutiert werden. Aus den in Tab.XXII zusammengestellten Befunden kann somit einerseits abgeleitet werden, dass sich schon wenige Minuten nach Beendigung der Autotransfusion ein

Tab.XXII: Markierungsindex zirkulierender Monozyten und von Hautfenster-Makrophagen nach Autotransfusion autologer, 3HDFP-markierter Blutzellen.

Patient	^{3}H-DFP Markierungs-Index (%) nach Autotransfusion		
	Blutmonozyten		Hautfenster-Makrophagen
	$L.I._I$	$L.I._{II}$	
D. W.	1.7	$= L.I._I$	1.5
R. W.	1.2	0.7	1.0
F. H.	1.3	0.7	1.4
F. Ha.	1.5	0.7	1.2

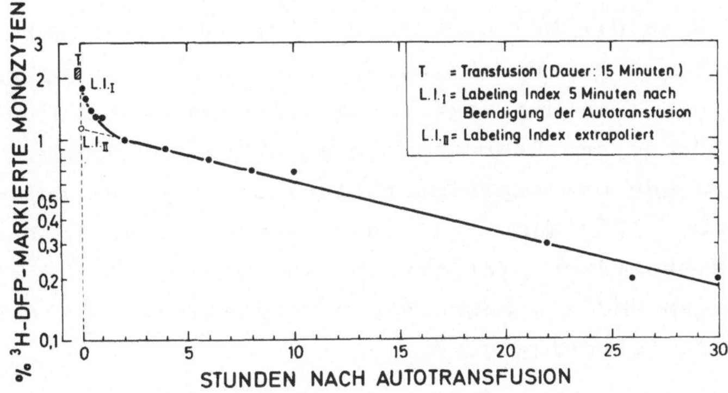

Abb.31: 2-Phasen-Abwanderung 3HDFP-markierter Monozyten aus der Blutbahn nach Autotransfusion. Bestimmung der Monozyten-Markierungsindizes $L.I._I$ und $L.I._{II}$.

Gleichgewicht zwischen den intravasalen und den transfundierten Monozyten eingestellt hatte und dass andererseits praktisch alle Makrophagen des Hautfensterexsudats aus Blutmonozyten rekrutiert wurden. Das erste Ergebnis rechtfertigt die Berechnung des totalen Blutmonozyten-Pools (TBMP) aufgrund des Monozyten-Markierungsindex 5 Minuten nach Autotransfusion (Kap.6). Das zweite Ergebnis steht im Einklang mit Beobachtungen von SPECTOR et al. [181] am Exsudat Fibrininduzierter Entzündungsreaktionen bei Ratten.- Der gegenüber den Blutmonozyten verzögerte Anstieg der Makrophagen-Markierungsindizes beruhte wahrscheinlich auf der relativ trägen Monozytenimmigration ins Gewebe und der Gewebspassage bis zum Erreichen der Deckglasoberfläche [176].

10.2. Chronische Entzündungen

In Kap.6 werden monozytenkinetische Daten von 4 Patienten mit generalisierten, chronisch ekzematösen Hauterkrankungen (Neurodermitis, Erythrodermie, allergische Kontaktekzeme erwähnt. Bei 3 dieser Patienten lag die Monozyten-Umsatzrate im Normbereich, bei dem vierten überschritt sie die Normgrenze nur geringfügig. Aus diesen Befunden kann abgeleitet werden, dass die Makrophagenspeicher im Gebiet der ausgedehnten Entzündungsreaktionen, mit denen diese Erkrankungen einhergingen, in der Lage waren, sich weitgehend unabhängig von der Monozyten-Rekrutierung zu erhalten. Analog zu den Beobachtungen bei experimentellen, chronischen Entzündungsreaktionen [176] kann angenommen werden, dass in den befallenen Hautbezirken, Infiltrate von lokal proliferierenden Makrophagen und von Makrophagen-Populationen mit hoher Lebenserwartung vorlagen.

10.3. Entstehung von mehrkernigen Entzündungs-Riesenzellen

Riesenzellen wie sie in Fremdkörpergranulomen auftreten, mit grosser Wahrscheinlichkeit auch LANGHANS'sche Riesenzellen tuberkulöser Granulome, sind Nachfahren von Blutmonozyten [34, 73, 158]. Zur Frage ihrer Entstehung liegen einerseits Beobachtungen vor, die für eine Konfluenz von Makrophagen im Entzündungsgebiet sprechen [34, 111, 147, 158, 174], andererseits ergaben sich Hinweise für ihre Entstehung durch amitotische Zellteilung [34, 103, 212].

Hautfensterversuche, die während der Autotransfusion von ^{3}HDFP-markierten Monozyten durchgeführt wurden, ermöglichten es, den Prozess der Riesenzellentstehung aus Blutmonozyten direkt zu verfolgen.

Wenige Stunden nach der Transfusion markierter Monozyten waren auf den Hautfensterpräparaten die ersten markierten Makrophagen nachzuweisen. In den folgenden Tagen konnte eine zunehmende Aggregation und Verschmelzung von markierten und unmarkierten Hautfenster-Makrophagen beobachtet werden. Auf diese Weise entstanden mehrkernige Zellformationen, in denen individuelle Zellen nicht mehr abgegrenzt werden konnten. Die Silberkornverteilung über diesen Riesenzellen wies alle Übergänge auf zwischen einer strengen Lokalisation über der im Zellkomplex befindlichen, markierten Zelle und einer homogenen Ausbreitung über den gesamten Zytoplasmabezirk der Formation. Zwischenstufen dieser Entwicklung, die den Anfang und das Ende der Zellverschmelzung zeigten, stellten Riesenzellen dar, bei denen die Radioaktivität aus markierten Makrophagen in unmarkierte verschieden weit eingedrungen war. Aufgrund des seltenen Vorkommens markierter Hautfenstermakrophagen (Markierungsindex 1 - 1.5%) ist es unwahrscheinlich, dass die Riesenzellen mehr als einen markierten Makrophagen enthielten. Die Radioaktivität dieser einen markierten Zelle wurde im Zytoplasmaraum der Riesenzellen derart verdünnt, dass sie nur bei kleineren Riesenzellen mit weniger als 10 - 15 Kernen noch autoradiographisch nachweisbar war.

Die erhobenen Befunde lieferten somit den direkten Beweis für die Entstehung von Riesenzellen im Gebiet akuter oder subakuter Entzündungsreaktionen durch Makrophagen-Konfluenz. Die Frage nach dem zweiten zur Diskussion stehenden Bildungsmodus durch amitotische Teilungen, kann aufgrund des heute vorliegenden Materials dahingehend beantwortet werden, dass diesem Mechanismus vornehmlich bei chronischen Entzündungen Bedeutung zukommt. SPECTOR [176] z.B. fand in 2 - 3 Wochen alten Entzündungen niemals, später aber regelmässig eine deutliche ^{3}H-Thymidin Aufnahme der Kerne von Riesenzellen. Interessanterweise trat die DNS-Synthese der Riesenzellen bei Mäusen, gegenüber Ratten in einem etwas früheren Stadium der Entzündung, ausserdem häufiger und bei den Kernen individueller Riesenzellen oft synchron auf.

10.4. Zusammenfassung

Gesunden Probanden wurden autologe, in vitro mit ^{3}HDFP-markierte Monozyten transfundiert und anschliessend parallel die Markierungsindizes der zirkulierenden Blutmonozyten und der Makrophagen im Hautfensterexsudat bestimmt. Die Ergebnisse zeigten, dass die Makrophagenbesiedlung der akuten Entzündungsreaktion am Hautfenster ausschliesslich durch Rekrutierung aus Blutmonozyten erfolgt. Ab dem 2. Tag nach Beginn der Entzündung konnte mit Hilfe der Hautfensterpräparate die Bildung von mehrkernigen Riesenzellen beobachtet werden. Sie entstanden durch Konfluenz individueller Makrophagen, wobei sich die Radioaktivität eingeschmolzener, ^{3}HDFP-markierter Makrophagen allmählich über den gesamten Zytoplasmabezirk der Formation ausbreitete.

Die Monozyten-Umsatzrate bei 3 Patienten mit generalisierten, chronisch ekzematösen Hauterkrankungen lag im Normbereich und war bei einem vierten geringgradig erhöht. Diese Befunde sprechen dafür, dass sich die Makrophagenspeicher im Gebiet der ausgedehnten, chronischen Entzündungen der Haut aus Makrophagen-Populationen zusammensetzten, die in der Lage waren, ihren Bestand weitgehend unabhängig von der Monozytenrekrutierung zu erhalten und zu erneuern.

11. ADAPTATION DER MONOZYTEN-VERSORGUNG AN DEN MONOZYTENBEDARF DES ORGANISMUS

In Zusammenarbeit mit Hans-Peter Kilz

Bei der Analyse der Monozytopoese wurden 2 Adaptationsmechanismen festgestellt, die eine rechtzeitige Monozyten-Bereitstellung bei einer akuten Steigerung des Monozyten-Bedarfs sichern. Ihre Funktionsweise erwies sich identisch mit bereits bekannten und experimentell gut belegten Adaptationsprinzipien der Granulozytopoese, die einleitend erörtert werden sollen.

Die Granulozytopoese ist in der Lage, einen akut auftretenden Mehrbedarf an Neutrophilen, wie z.B. bei akuten Infektionen oder Entzündungen, prompt durch eine vermehrte Bereitstellung von reifen Neutrophilen zu beantworten. Diese Reaktion wird durch mehrere zellkinetische Mechanismen bewerkstelligt, die bei einem derartigen Ereignis wahrscheinlich gleichzeitig ausgelöst werden. Sie sind durch unterschiedliche Reaktionszeiten charakterisiert und in Bezug auf die Erhöhung der Neutrophilen-Einstromrate ins Blut derart aufeinander abgestimmt, dass eine stetige und ausreichende Neutrophilen-Bereitstellung gewährleistet wird.

An der „akute Phase"-Adaptation sind folgende Prinzipien beteiligt, deren Wirkung in der angeführten Reihenfolge einsetzt:

a) Etwa 1 Stunde nach Stimulation des Zellsystems z.B. durch Infektion, Pyrogene oder Entzündung steigt die Rate des Neutrophilentransits vom Knochenmark ins Blut an. Hierbei wird, möglicherweise durch einen „Leukocytosis Inducing Factor" (LIF) [52, 58, 76, 88], die Neutrophilen-Reserve des Knochenmarks vermehrt mobilisiert.

b)Verkürzung der Zell-Transitzeit durch den Reifungs-Speicher der Granulozytopoese [62, 121].

c) Zunahme der Zellflussraten-Verstärkung im Proliferationsspeicher des Zellerneuerungssystems durch zusätzliche Zellteilungen (Kap.12).

Um das Zusammenspiel der verschiedenen Adaptationsmechanismen bei der Monozytopoese darzustellen, wurden qualitative und quantitative Veränderungen der zirkulierenden Monozyten im Blut nach Induktion einer Entzündung analysiert. Als Modell für diese Versuche wurde die postoperative Phase nach grossen aseptischen chirurgischen Eingriffen gewählt.

11.1. Methodik

Untersucht wurden 4 hämatologisch unauffällige Patienten, die sich folgenden Operationen unterziehen mussten: partielle Gastrektomie nach Billroth II, Cholezystektomie, Mamma-Reduktionsplastik beidseits, subkutane Mastektomie beidseits bei Mastopathia cystica chronica mit Einsatz von Silastic-Prothesen.- Vor und in geeigneten Intervallen nach dem Beginn der Operation wurden venöse Blutproben entnommen und folgende Bestimmungen durchgeführt: Leukozytenzählung mit Hilfe des Coulter Counters; Differentialblutbild durch Auswertung einer Leukozytenmenge, die jeweils 20 Monozyten enthielt; Differenzierung der Monozyten aufgrund der Kernmorphologie in 3 Gruppen und Bestimmung des in vitro - ^{3}HTDR-Markierungsindex durch Auswertung von 1 000 Monozyten in autoradiographierten Leukozytenkonzentratausstrichen, auf denen die NaF-hemmbare und die NaF-resistente Naphthol-AS-D-Azetat-Esterase dargestellt wurde (Kap.6, 7).

11.2. Ergebnisse

Bei allen 4 Untersuchungen ergaben sich prinzipiell gleichartige Befunde (Abb.32, 33):
a) Während der Initialphase bis 4 Stunden nach Operationsbeginn war als dominierendes Phänomen eine Zunahme der Monozytenkonzentration im zirkulierenden Blut zu beobachten.

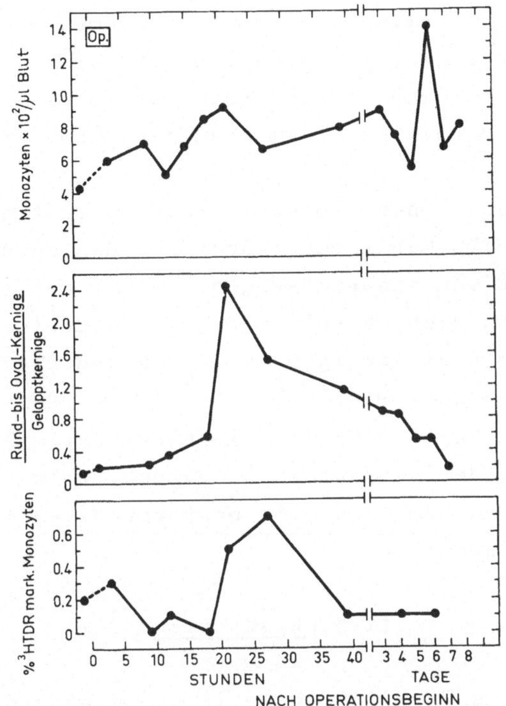

Abb.32: Zahl, Kernquotient und DNS-Syntheseaktivität zirkulierender Monozyten nach partieller Gastrektomie (Billroth II).

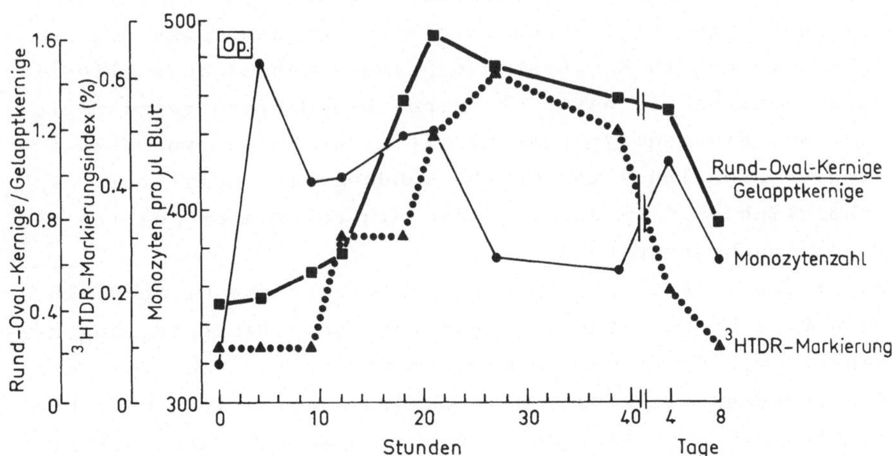

Abb.33: Mittelwerte von 4 Patienten nach chirurgischen Eingriffen (Billroth II, Cholezystektomie, Mammaplastik, subkutane Mastektomie).

b) Innerhalb der folgenden 8 Stunden nahmen die Monozytenzahlen geringfügig ab. Ausserdem setzte eine allmähliche Verschiebung des Kernquotienten (rund- bis oval-kernige zu gelapptkernigen Monozyten) zugunsten der rund- bis oval-kernigen Monozyten ein.

c) Etwa 18 Stunden nach Operationsbeginn trat ein steiler Anstieg des ^{3}HTDR-Markierungsindex und des Kernquotienten auf, begleitet von einer mässigen Zunahme der Monozytenzahl. 25 - 30 Stunden nach Operationsbeginn durchliefen die Fraktion rund- bis oval-kerniger Monozyten und die ^{3}HTDR-Markierungsindizes ihre Maxima.

d) Im weiteren Verlauf fielen die Kurven allmählich wieder in den Bereich der Ausgangswerte zurück, wobei der Monozytenspiegel zwischen dem 3. und 6. postoperativen Tag erneut einen Gipfel durchlief.

11.3. Diskussion

Der chirurgische Eingriff löste in einem ausgedehnten Wundgebiet eine akute Entzündungsreaktion aus und setzte wahrscheinlich gleichzeitig mehrere Adaptationsmechanismen des Systems in Tätigkeit. Aus Befunden zytologischer Exsudat-Untersuchungen [161] kann abgeleitet werden, dass das Wundgebiet innerhalb der ersten 6 Stunden nahezu ausschliesslich durch Neutrophile besiedelt wird. Die Makrophagenrekrutierung aus Blutmonozyten setzt mit einer Latenz von etwa 8 Stunden nach Induktion der Entzündung ein. Somit tritt wahrscheinlich erst in dieser Phase ein relevanter Anstieg der Monozyten-Umsatzrate auf.

zu a) Die initiale Monozytose wurde wahrscheinlich durch eine Verschiebung der intravasalen Monozytenverteilung zwischen dem zirkulierenden und dem marginalen Pool zugunsten des ersteren ausgelöst, da sich die qualitativen Charakteristika der zirkulierenden Monozyten während der Initialphase des postoperativen Verlaufs nicht wesentlich änderten. Diese Reaktion erinnert an den Neutrophilenanstieg im zirkulierenden Blut nach Adrenalin-Applikation oder körperli-

cher Belastung, dem eine Neutrophilenrekrutierung aus dem marginalen Neutrophilen-Pool zugrunde liegt [17].
zu b) Der 8 Stunden nach Operationsbeginn beobachtete Abfall der Monozytenkonzentration kann auf die einsetzende Monozytenabwanderung ins Wundgebiet zurückgeführt werden. Die Verschiebung des Kernquotienten zeigt eine Änderung des Monozytentransits an, die mit einem vermehrten Einstrom unreifer rund- bis oval-kerniger Monozyten ins Blut einhergeht (Kap. 7) und auf diese Weise die Knochenmark-Transitzeit verkürzt.
zu c) Phänomene, wie sie zwischen der 18. und 30. Stunde des postoperativen Verlaufs beobachtet wurden, sprechen - aufgrund der in Kap.7 erhobenen Befunde (Abb.34) - für eine Zunahme der Monozyten-Einstromrate ins Blut. Dieser Prozess setzt jedoch ein entsprechendes Anwachsen der Monozyten-Produktionsrate mit kurzer Latenz voraus. Grundlage hierfür ist, wie in Kap.12 gezeigt wird, eine Erhöhung der Zellflussratenverstärkung durch zusätzliche Zellteilungen innerhalb des Proliferationsspeichers der Monozytopoese.
zu d) Nach einem etwa 30-stündigen postoperativen Verlauf schien sich die Regulation wieder zu normalisieren, denn das System kehrte allmählich wieder zum normalen Fliessgleichgewicht zurück. Möglicherweise beendete während dieser Phase eine initial auf Stammzellebene ausgelöste Welle der Hyperproliferation ihre Passage durch das Knochenmark und führte zu einem erneuten, kurzfristigen Anstieg der Monozytenzahlen.

Wird anstatt der Monozytenzahl pro µl Blut der prozentuale Monozyten-Anteil im Differentialblutbild gegen die Zeit nach Operationsbeginn aufgetragen, so ergibt sich ein Bild, das mit der „biologischen Leukozytenkurve" nach SCHILLING [165] übereinstimmt, bei dem zwischen dem 3. - 7. Tag die „monozytäre Überwindungsphase" auftritt.

11.4. Zusammenfassung

Bei 4 hämatologisch gesunden Patienten wurde nach grossen chirurgischen Eingriffen die Zahl, die DNS-Syntheseaktivi-

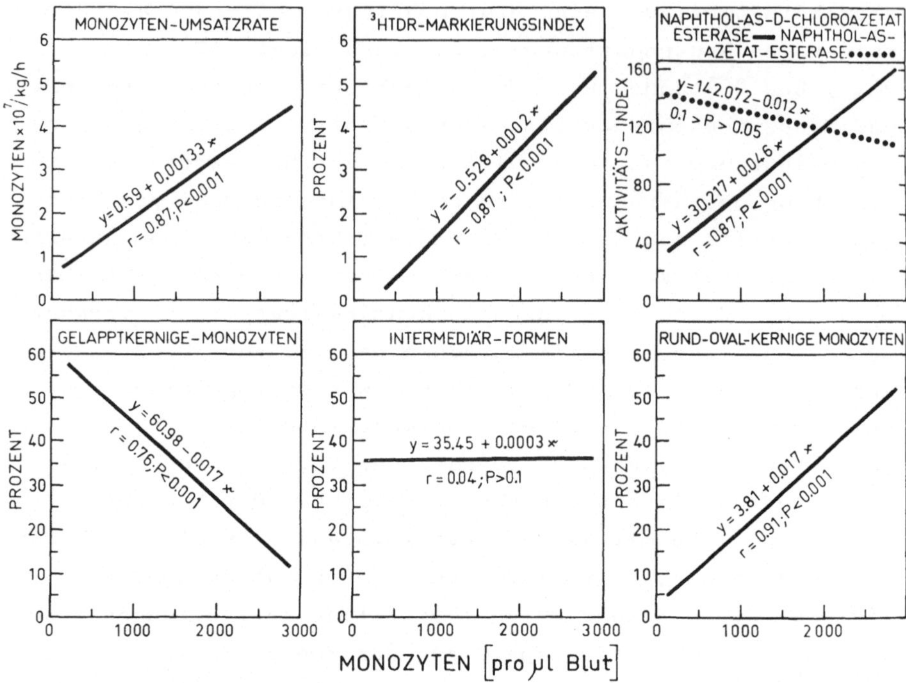

Abb.34: Regressionsgeraden von Ergebnissen der Kap.6 und 7, die den Monozytentransit vom Knochenmark ins Blut unter Normalbedingungen und bei stimulierter Monozytopoese reflektieren.

tät und der Kernquotient der zirkulierenden Monozyten kontrolliert. In den Befunden zeichnete sich in fester zeitlicher Zuordnung zum Operationsbeginn regelmässig eine bestimmte Reaktionskette ab:

a) Innerhalb der ersten Stunden trat eine Monozytose auf durch Verschiebung der intravasalen Monozytenverteilung zugunsten des zirkulierenden Monozyten-Pools.

b) 8 Stunden nach Operationsbeginn setzte eine Veränderung des Monozyten-Transits vom Knochenmark ins Blut ein, die durch eine zunehmende Entlassung unreifer Monozytenformen gekennzeichnet war.

c) Zwischen der 18. - 30. Stunde stieg die Monozyteneinstromrate ins Blut durch eine Zunahme der Monozyten-Produktion an.

d) Im weiteren postoperativen Verlauf kehrte das System wieder zu seinem normalen Fliessgleichgewicht zurück. Dieser Prozess wurde unterbrochen durch einen erneuten Monozytenanstieg zwischen dem 3. und 6. postoperativen Tag. Er wurde interpretiert als Folge einer während der Initialphase auf Stammzellebene ausgelösten Welle der Hyperproliferation - ein Prozess, der sich aufgrund der hohen Transitzeit des Systems erst spät im Blut manifestiert.

12. AKUTE-PHASE-ADAPTATION DER MONOZYTOPOESE DURCH ERHÖHUNG DER ZELLFLUSSRATENVERSTÄRKUNG IM PROLIFERATIONSSPEICHER

In Zusammenarbeit mit Uwe Detel und Harmen van Lessen

Hinweise für die Möglichkeit einer Variation der Zellflussratenverstärkung im monozytopoietischen Proliferationsspeicher ergaben sowohl Befunde nach ^{3}HTDR-Pulsmarkierung (Kap.4) als auch Beobachtungen nach Induktion akuter Entzündungsreaktionen (Kap.11). Um diesen Prozess genauer abzuklären, bestimmten wir bei 4 Patienten vor und 13 - 17 Stunden nach chirurgischen Eingriffen die Grösse, Proliferationsaktivität und Zellgeburtsrate verschiedener Präkursoren-Kompartments der Monozytopoese.

Ein Regulationsprinzip, wie wir es hier für die Monozytopoese postulieren, konnte in den letzten Jahren bei der Granulozytopoese von BOLL et al. [20, 21], CRONKITE und VINCENT [45] nachgewiesen und in jüngster Zeit von CRONKITE [44] auch näher charakterisiert werden.

BOLL et al. [18, 20] fanden, dass die an individuellen Promyelozyten und Myelozyten mikrokinematographisch bestimmte Generationszeit mit 30 Stunden nur etwa die Hälfte der mittleren Verdopplungszeit des gesamten Kompartments dieser Präkursoren beträgt. Es wurde daher angenommen, dass sich die Präkursoren während der Kompartment-Passage inhomogen verhalten, indem nur ein Teil der Zellen die dort gegebene Möglichkeit zur Mitose utilisiert, während eine andere Fraktion ausschliesslich an Differenzierungsprozessen teilnimmt. Es wurden auch Befunde erhoben, die dafür sprechen, dass die „schlafende" Zellfraktion durch eine adäquate Stimulation zur Proliferation angeregt werden kann [21].

Ausgehend von Beobachtungen bei ^{3}H-Thymidin-Markierungsversuchen entwickelten CRONKITE und VINCENT [45] unabhängig von BOLL ein ähnliches Konzept. CRONKITE [44] konnte Befunde von

WICKRAMSINGE [206] bestätigen und zeigen, dass der DNS-Gehalt bei Myelozyten parallel mit deren Kerngrösse zunimmt. Kleinkernige Myelozyten erwiesen sich in der Regel als G_1-Phase-Zellen, die mittelgrossen befanden sich in der DNS-Synthesephase. Bei den grosskernigen Myelozyten handelte es sich meist um tetraploide G_2-Phase-Zellen. Durch einen Entzündungsreiz war es möglich, die kleinkernigen Myelozyten, auf Kosten ihrer langdauernden G_1-Phase, in weniger als einer Stunde in die DNS-Synthesephase zu triggern [44].- Da die mittlere Verdopplungszeit des gepoolten Myelozyten-Kompartments etwa 52 Stunden beträgt und hiervon 36 Stunden auf die mittlere G_1-Phase entfallen, könnte durch eine Verkürzung der postmitotischen Ruhephase die Zeit für einen zusätzlichen Myelozyten-Generationszyklus (Dauer etwa 30 Stunden [18]) gewonnen werden. Auf diese Weise würde zunächst die Zelltransitrate vom Proliferations- in den Reifungs-Speicher und anschliessend die Neutrophilen-Produktionsrate auf das Doppelte ansteigen.

12.1. Methodik

Untersucht wurden 2 Patienten (39, 64 Jahre) mit ulcus ventriculi und 2 Patienten (32, 39 Jahre) mit ulcus duodeni. Nebenerkrankungen lagen nicht vor. Bei 3 dieser Patienten wurde eine partielle Gastrektomie (einmal BILLROTH I, zweimal BILLROTH II), bei dem vierten eine Pyloroplastik mit beidseitiger Vagotomie durchgeführt.

Das Hämatogramm wurde einen Tag vor der Operation bestimmt. Die Knochenmarkprobe, die zur Erfassung der Ausgangssituation diente, wurde unmittelbar nach Einsetzen der Narkosewirkung am Sternum aspiriert. Eine zweite Sternalpunktion erfolgte bei den einzelnen Patienten 13-, 14.5-, 14.5- und 17- Stunden nach Operationsbeginn. Das gewonnene Knochenmarkmaterial wurde gemäss den in Kap.2 beschriebenen Verfahren aufgearbeitet, dabei wurden folgende Bestimmungen ausgeführt: Myelogramm; prozentualer Anteil der Monozyten-Präkursoren im Myelogramm;

Häufigkeitsverteilung der Kern-morphologisch differenzierbaren 4 Typen von Monozyten-Präkursoren; Grösse, DNS-Syntheseaktivität und Zellgeburtsrate innerhalb der Präkursoren-Kompartments.

12.2. Ergebnisse

12.2.1. Hämatomyelogramm

Ein Patient wies im präoperativen Hämatogramm eine geringgradige Anämie auf ($3.3 \cdot 10^6$ Erythroz./µl; 10.8g Hb/100 ml). Die Monozytenwerte lagen bei 3 Patienten über dem Normbereich ($\bar{x}$; 2SD = 330 - 610/µl): 340; 690; 880; 1 160 Monoz./µl.

Die mit Hilfe der PAPPENHEIM-Färbung ausgewerteten Myelogramme zeigten präoperativ keine Abweichungen von der Norm; postoperativ waren die Werte der stab- und segment-kernigen Granulozyten reduziert. Stab- und segment-kernige Granulozyten wurden deshalb nicht in Berechnung der medullären Zellspeicher einbezogen.

12.2.2. Monozytopoese: Präoperativ

Die Ergebnisse der Analyse der Monozytopoese sind in Tab. XXIII und Abb.35 dargestellt. Die Monozyten-Präkursorenspeicher der Probanden wichen, was ihre Grösse betrifft, nicht von der Norm ab. Die mittlere DNS-Syntheseaktivität der gepoolten Präkursoren und damit auch die Zellgeburtsrate erreichten etwa das Doppelte der durchschnittlichen Normalwerte.

12.2.3. Monozytopoese: Postoperativ

Die postoperativen Kontrolluntersuchungen wurden bei 3 Patienten 13 - 14.5 Stunden, bei dem 4. Fall 17 Stunden nach Operationsbeginn durchgeführt. Da sich in allen Fällen ähn-

Tab.XXIII: Grösse, DNS-Syntheseaktivität und Monozyten-Produktionsrate der Promonozyten-Kompartments bei Gesunden und Patienten mit chronischen gastroduodenal-Ulcera vor und 13 - 17 Stunden nach grösseren chriurgischen Eingriffen.

Monozyten-Präkursoren		Ⓐ	Ⓑ	Änderung [in % von Ⓐ]
Typ I	Pool	42.9 ± 15.2	126.1 ± 33.1	+ 194
	L. I.	0.115 ± 0.038	0.236 ± 0.075	+ 105
	B. R.	0.49 ± 0.20	2.79 ± 0.21	+ 474
Typ II	Pool	171.4 ± 11.7	352.5 ± 37.5	+ 107
	L. I.	0.169 ± 0.062	0.316 ± 0.073	+ 87
	B. R.	2.90 ± 1.07	11.20 ± 3.53	+ 286
Typ III	Pool	307.0 ± 20.5	238.9 ± 33.7	- 22
	L. I.	0.217 ± 0.050	0.345 ± 0.086	+ 59
	B. R.	6.68 ± 1.83	8.23 ± 2.43	+ 23
Typ IV	Pool	139.5 ± 46.5	167.8 32.1	+ 20
	L. I.	0.387 ± 0.074	0.366 ± 0.042	- 5.4
	B. R.	5.17 ± 0.95	6.09 ± 1.01	+ 18

Ⓐ vor Operation (N=4, $\overline{X}$, SD)
Ⓑ 13-17 Stunden nach Beginn einer partiellen Gastrektomie (N=4, $\overline{X}$, SD)
Pool [Zellen $\times 10^6$/kg Körpergew.]
L.I. = ^{3}HTDR Markierungs Index [%]
B.R. = Zell Geburts Rate [Zellen $\times 10^6$/kg/h]

liche Veränderungen gegenüber der Ausgangssituation ergaben, wurden die zu verschiedenen Zeiten ermittelten Daten als statistisch gleichwertig behandelt.

Innerhalb der relativ kurzen Zeitspanne war eine erhebliche Zunahme der 3 geprüften Kriterien aufgetreten. Der mittlere Anstieg gegenüber dem durchschnittlichen Ausgangswert betrug bei der Präkursorenzahl 34%, bei der DNS-Syntheseaktivität 38% und bei der Zellgeburtsrate 86%. Die Analyse der einzelnen Präkursorenspeicher zeigte, dass dieses Ergebnis nahezu ausschliesslich auf einem Anstieg der Zahl und DNS-Syntheseaktivität in den Kompartments der kleinen und grossen rund- bis oval-kernigen Präkursoren (Typ I- und Typ II-

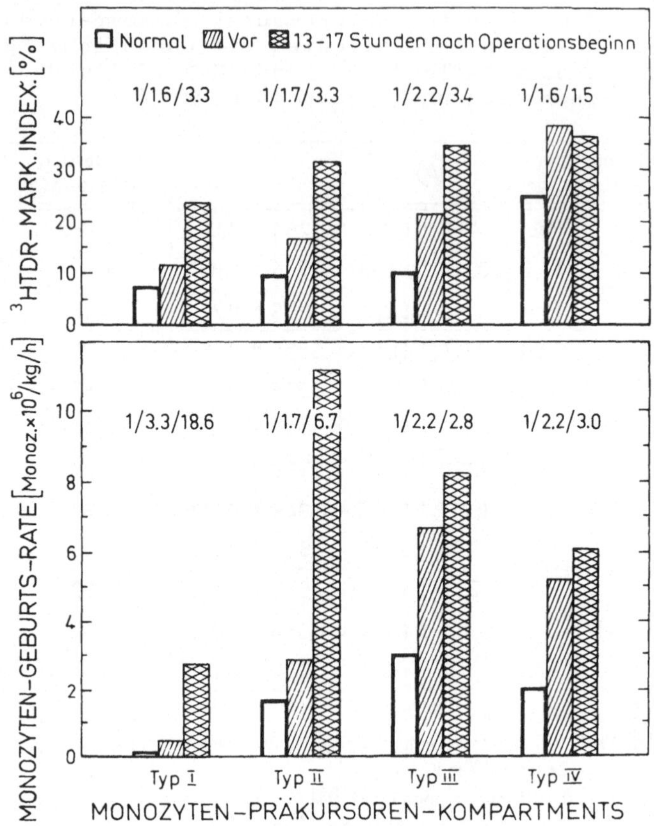

Abb.35: Mittelwerte der DNS-Syntheseaktivität und Monozyten-Produktionsrate der Promonozyten bei Gesunden und Patienten mit chronischen gastro- oder duodenal-Ulcera vor und 13 - 17 Stunden nach grösseren chirurgischen Eingriffen (Typ I = kleine, rund- bis oval-kernige Präkursoren; Typ II = grosse, rund- bis oval-kernige Präkursoren; Typ III = Intermediärformen; Typ IV = gelapptkernige Präkursoren.).

Präkursoren) beruhte. Bei den Intermediärformen und Gelapptkernigen (Typ III- und IV-Präkursoren) dagegen änderten sich die Verhältnisse nicht relevant.

12.3. Diskussion

Die vor dem chirurgischen Eingriff durchgeführte Untersuchung erfasste die Reaktion der Monozytopoese auf relativ schwache Entzündungsreize durch chronisch entzündliche Prozesse im gastro-duodenal-Bereich. Die Monozytopoese zeigte eine im Mittel auf das Doppelte der Norm gesteigerte DNS-Syntheseaktivität und Zellgeburtsrate. Die Präkursorenzahl war nicht erhöht, was möglicherweise auf die mit der Stimulation des Systems einhergehende Verkürzung der Knochenmark-Transitzeit (Kap.7, 11) zurückzuführen ist, die einer intramedullären Zellakkumulation entgegenwirkt. An der präoperativ festgestellten Verstärkung der DNS-Syntheseaktivität waren alle Präkursoren-Kompartments etwa gleichmässig beteiligt, was zeigt, dass unter Normalbedingungen bei keinem dieser Kompartments die gesamte Proliferationskapazität utilisiert wird.

Die Induktion einer akuten Entzündung durch den chirurgischen Eingriff wurde von der Monozytopoese sofort mit einer weiteren Proliferationssteigerung beantwortet. Innerhalb von 13 - 17 Stunden nach Operationsbeginn war die mittlere Präkursorenzahl um 34% des Ausgangswertes angestiegen, die DNS-Syntheseaktivität der Promonozyten um 38% und die Zellgeburtsrate um 86%. Dieses Ergebnis beruhte nahezu ausschliesslich auf einer Erhöhung der Proliferationsdynamik bei den kleinen und grossen rund- bis oval-kernigen Typ I- und Typ II-Präkursoren. Auch bei den Intermediärformen oder Typ III-Präkursoren nahm postoperativ die DNS-Syntheseaktivität zu. Da jedoch die mittlere Poolgrösse - möglicherweise aufgrund eines beschleunigten Zelltransits ins Blut leicht abfiel - erwies sich der Beitrag dieses Kompartments in Bezug auf eine Steigerung der Zellproduktionsrate als relativ gering. Im Kompartment der Gelapptkernigen oder Typ IV-Präkursoren lagen schon präoperativ die höchsten ^{3}HTDR-Markierungsindizes vor, die sich in der postoperativen Phase kaum veränderten. Es kann somit angenommen werden, dass in diesem Kompartment durch die relativ milde Stimulation des Systems schon vor der Operation die maximale Proliferationsdynamik voll utilisiert wurde. Hierbei erreichte die Fraktion DNS-synthetisierender Zellen 32 - 47%. Ähnliche Werte lagen in der postoperativen Phase auch bei den Typ III-Präkursoren vor. Dagegen lag die DNS-Syntheseaktivität der Typ II-, vor allem aber der Typ I-Präkursoren auch postoperativ deutlich niedriger, was dafür spricht, dass diese Kompartments auch nach dem chirurgischen Eingriff noch über eine Proliferationsreserve verfügten.

Diese Befunde beweisen die Existenz der in Kap.4 postulierten Proliferationsreserve innerhalb des Proliferationsspeichers der Monozytopoese. Sie zeigten, dass eine Mobilisation dieser Reserve durch adäquate Stimuli innerhalb weniger Stunden einen erheblichen Anstieg der Monozyten-Produktionsrate auszulösen vermag.- Es handelt sich um ein Regulationsprinzip, das die Monozytenproduktion über die Zellflussratenverstärkung im Proliferationsspeicher durch Variation der Mitose-Frequenz steuert. Es kann angenommen werden, dass hierbei zusätzliche Zellteilungen auf Kosten der G_1-Phase eingeschoben, ähnlich wie CRONKITE [44, 45] es beim Kompartment der Myelozyten zeigte.

Die Latenzphase vom Beginn der Operation bis zum Erscheinen der Welle zusätzlich produzierter Monozyten im Blut dauerte etwa 15 Stunden (Kap.11). Innerhalb dieser Zeit durchliefen die zur Proliferation getriggerten Zellen die S-, G_2-Phase, die Mitose und sie gelangten von ihrem Bildungsort in die Blutbahn. Da die S-Phase für sich alleine schon eine Zeit von 10 Stunden beansprucht (Kap.3), ist ein derartig rascher Anstieg der Zellproduktion nur dann möglich, wenn die Proliferationsdynamik des Zellerneuerungssystems sofort nach Operationsbeginn zunimmt. Die dann einsetzende verstärkte DNS-Syntheseaktivität führt zu einer Grössenzunahme der Zellkerne [44, 206] und damit zu einem Übergang von kleinen rund- bis oval-kernigen Typ I-Präkursoren ins Kompartment der grossen rund- bis oval-kernigen Typ II-Präkursoren. Wird dieser Prozess bei der Interpretation der Befunde berücksichtigt, so ergibt sich die Schlussfolgerung, dass die Proliferationsreserve des normalerweise schwach proliferierenden Typ I-Präkursoren Kompartments diejenige der anderen Kompartments weit übersteigt. Die Reservekapazität fällt über das Typ II-, Typ III- bis hin zum Typ IV-Kompartment ab.

12.4. Zusammenfassung

Bei 4 Patienten mit chronischen gastro- oder duodenal-Ulcera wurde vor und nach grossen chirurgischen Eingriffen (BILLROTH I, II, Pyloroplastik mit beidseitiger Vagektomie) die Monozytopoese analysiert. In der präoperativen Phase war die Proliferationsaktivität und Monozyten-Geburtsrate auf das Doppelte der Norm gesteigert, durch eine gleichmässig auf alle Präkursoren-Kompartments verteilte Hyperproliferation. Kontrolluntersuchungen, die 13 - 17 Stunden nach Operationsbeginn durchgeführt wurden, zeigten, dass die Zahl der gepoolten Präkursoren im Mittel um 34% des Ausgangswertes, die DNS-Syntheseaktivität um 38% und die Monozytenproduktionsrate um 86% angestiegen waren. Der grösste Zuwachs der Proliferationsdynamik wurde beim Kompartment der kleinen rund- bis oval-kernigen Typ I-Präkursoren verzeichnet. Über die Kompartments der Typ II- und Typ III-Präkursoren nahm die Zuwachsrate ab. Bei den Typ IV-Präkursoren schliesslich war keine Veränderung der Proliferationsaktivität festzustellen. In diesem Kompartment wurde also schon präoperativ die gesamte Proliferationskapazität ausgeschöpft.

Die erhobenen Befunde zeigten, dass der Proliferationsspeicher der normalen Monozytopoese über eine grosse Proliferationsreserve verfügt, die vor allem im Kompartment der kleinen rund- bis oval-kernigen Typ I-Präkursoren schlummert. Diese Zellen treten unmittelbar nach der Stimulation des Systems in die DNS-Synthesephase ein und erhöhen die Mitose-Frequenz, wahrscheinlich auf Kosten der unter Normalbeding-

langen G_1-Phase. Dieses Prinzip ermöglicht eine Regulation der Monozytenproduktion über eine Zellflussverstärkung innerhalb des Proliferationsspeichers der Monozytopoese. Damit ist eine verzögerungsarme Adaptation der Monozytenproduktion an den Monozytenbedarf des Organismus gewärleistet.

13. OSZILLATION DER MONOZYTENZAHLEN IM BLUT GESUNDER INDIVIDUEN

In Zusammenarbeit mit Christel Bremer

Dem vorliegenden Kapitel liegt die Frage zugrunde, ob sich die Monozytenzahlen im zirkulierenden Blut in einem stabilen Fliessgleichgewicht befinden, oder ob dieses oszillatorischer Natur ist. Rhythmische Schwankungen der Zellzahlen im Blut wurden von MORLEY et al. bei Neutrophilen [132], Thrombozyten [131] und Retikulozyten [135] sowohl unter normalen, als auch unter pathologischen Bedingungen festgestellt. Auf Grund dieser Beobachtungen konnten MORLEY et al. [133] die Organisation hämatopoietischer Zellerneuerungssysteme, vor allem in Hinblick auf ihre Regulation, weiter analysieren.

13.1. Material und Methodik

Untersucht wurden 5 gesunde Studenten im Alter von 21 - 28 Jahren, die einen regelmässigen Lebenswandel führten. Ein Proband (F.H.) wurde 2 Monate nach Beendigung der ersten Untersuchung ein zweites Mal untersucht. Die Gesamtdauer der Beobachtungen lag bei 185 Tagen; die mittlere Versuchsdauer bei einzelnen Probanden betrug 31 Tage. Die Probanden kamen täglich zwischen 8 und 9 Uhr zur Blutentnahme; etwa 1 Stunde nach dem Aufstehen und nach dem Frühstück (lediglich Prob. S.S. kam nüchtern). Aus ungestauten Armvenen wurden jeweils 3 - 4 ml Blut entnommen, die dann in Plastikröhrchen gegeben wurden, die mit 3.5 mg Na_2EDTA beschichtet waren.

Die Leukozytenzahl wurde durch 5 Doppelbestimmungen in NEUBAUER-Zählkammern ermittelt (Auszählung von insgesamt 40 Quadraten von je 1 µl. Die Füllung der Zählkammern erfolgte immer in derselben Reihenfolge mit denselben Pipetten. Die Standardabweichung zwischen den Doppelbestimmungen lag bei

Tab.XXIV: Oszillation der Blutmonozytenzahl bei gesunden Probanden.

Oszillation der Monozytenzahl						
Proband:	F.H.*	F.H.*	A.E.	D.A.	K.H.	S.S.
mittlere Periode [Tage]	4.3	5.0	5.0	4.7	4.5	—
Bereich [Tage]	3-5	4-6	4-6	4-6	4-5	—
Gesamt 23 Perioden mit Dauer: 10mal 5 Tage, 7mal 4 Tage, 4 mal 6 Tage, 2 mal 3 Tage; mittlere Periode 4.7 Tage						

*Proband wurde 2mal untersucht

3.1%.- Zur Bestimmung des Differentialblutbildes wurden nach PAPPENHEIM gefärbte Objektträgerausstriche in Längsrichtung ohne Berücksichtigung der Randbezirke durchmustert. Die registrierte Leukozytenmenge enthielt jeweils 30 Monozyten.

13.2. Ergebnisse

Bei 5 von 6 Untersuchungen resultierten Kurven, die eine ziemlich regelmässige Oszillation der Monozytenzahlen aufwiesen (Abb.36). Zur Bestimmung der Periodendauer wurden Kurvenmaxima, welche eindeutig die Basisschwankungen überragten, nach Augenmass ermittelt. Der 5-Tages-Rhythmus dominierte. Relativ häufig wurden auch Perioden von 4 Tagen, selten von 6 und 3 Tagen beobachtet (Tab.XXIV).

Bei dem Probanden S.S. verlief die Monozytenkurve unregelmässig und liess keine einheitliche Oszillation erkennen. Da die Leukozytenzahlen während der Untersuchung in einem Bereich zwischen 5 800/µl und 12 600/µl schwankten, ist anzunehmen, dass hier die Voraussetzungen zur Beobachtung von Niederamplituden-Oszillationen nicht gegeben waren. Ausserdem konnten bei diesem Patienten an 3 Tagen keine Messungen durchgeführt werden.

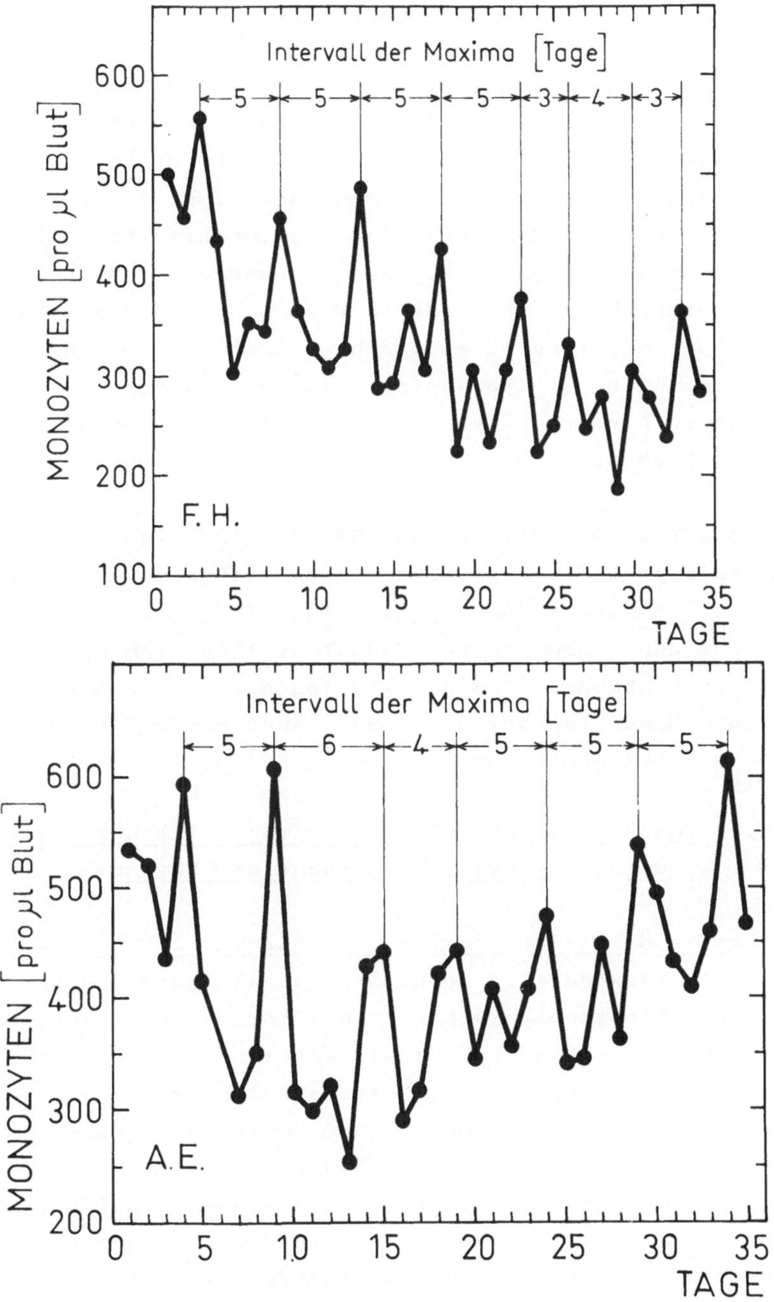

Abb.36: Oszillation der Monozytenzahl im Blut bei zwei gesunden Individuen.

12.3. Diskussion

Bei 4 der 5 untersuchten gesunden Probanden oszillierten die Monozytenzahlen im zirkulierenden Blut mit niedriger Amlitude. Die Dauer der Periodik lag in einem Bereich von 3 - 6 Tagen, wobei der 5-Tages-Rhythmus dominierte. Die Monozytenkurve eines Probanden verlief unregelmässig. Bei diesem Probanden wurden jedoch erhebliche Schwankungen der Leukozytenzahlen beobachtet. Es handelte sich im einen Examenskandidaten, der möglicherweise durch wechselnde psychische Belastungen nicht die Voraussetzungen erfüllte, die zum Nachweis einer Niederamplituden-Oszillation der Monozytenzahlen erforderlich sind.

In Tab.XXV wurden die Ergebnisse bei Monozyten, denjenigen von Neutrophilen, Thrombozyten und Retikulozyten gegenübergestellt, die von MORLEY [131 - 133, 135] erhoben wurden. Auch bei den Versuchen von MORLEY stellte sich nur bei einem Teil der Probanden eine Oszillation dar. Die ermittelte Perioden-Dauer lag bei den 3 untersuchten Zelltypen erheblich höher als bei Monozyten.

13.3.1. Das Regulationsprinzip hämatopoietischer Zellerneuerungssysteme als Ursache der Rhythmik

Regulation der Zellproduktion auf Stammzellebene. MORLEY et al. [133] fassten ihre Beobachtungen als Ausdruck der Existenz von hämatopoietischen Regulationssystemen auf, die mit ausserordentlich hoher Trägheit arbeiten. Sie beobachteten, dass nach Blutentnahme und Retransfusion, die 2 - 3 Tage später erfolgte [135], oder einer kurzfristig durch Antineutrophilenserum ausgelösten Neutropenie, eine Phasenverschiebung des Retikulozyten- bzw. des Neutrophilen-Zyklus auftrat. Sie betrachteten daher den Blutzellspeicher als Regelgrösse. Eine von hier ausgehende Regelschleife kontrolliert die Zellproduktion, indem sie nach dem Prinzip der negativen Rückkopplung auf die Stammzell-Differenzierung ein-

Tab.XXV: Rhythmen verschiedener Blutzelltypen (die Daten der Neutrophilen, Thrombozyten und Retikulozyten wurden von MORLEY [131, 132, 135] erhoben).

Oszillation der Zellzahl im Blut				
	untersucht	N	mit Osz.	Periodik Tage
Neutrophile	Mann	12	3	14;22;23
Thrombozyten	Mann	11	4	21 - 35
Retikulozyten	männl.Hund	11	6	14 - 16
Monozyten	Mann	5	4	3 - 6

wirkt. Dieser Wirkungsmechanismus ist beim Erythropoetin bereits eingehend analysiert worden [75]. Es ergaben sich jedoch auch Hinweise, die für die Existenz humoraler Faktoren welche die Stammzell-Differenzierung zu granulozytopoietischen und monozytopoietischen Präkursoren bewerkstelligen [14, 25, 26, 86, 134, 136, 145, 150, 163, 164].

Bei einem derart aufgebauten Regelkreis (Abb.37) kann die Korrektur des Istwerts erst nach mehreren Tagen erfolgen, da die Regelstrecke mehrere Totzeit- und Verzögerungs-Glieder enthält: Synthese und Abbau des Regelfaktors, Latenz bis zu dessen Wirkungseintritt, Differenzierungszeit der Stammzellen, Zelltransit durch die intramedullären Speicher bis zur Entlassung der Zellen aus dem Knochenmark ins Blut, Verzögerung zwischen Änderung der Zell-Einstromrate ins Blut und Änderung der Speichergrösse.

Die mathematische Analyse und Computer Stimulation zeigte, dass derart aufgebaute Kontroll-Systeme für das Entstehen von Oszillationen angelegt sind [94]. Die Periodik beträgt etwa das Doppelte der Summe aller Totzeit- und Verzögerungs-Glieder]94, 128]. Aufgrund der Vorliegenden experimentellen Befunde kann die Summe der Tot- und Verzögerungs-Zeit bei der Granulozytopoese mit etwa 10 Tagen, der Erythrozytopoese mit etwa 7 Tagen und der Monozytopoese mit etwa 2.5 Tagen (Abb.37) abgeschätzt werden. Über die wahrscheinlich wenig ins Gewicht fallende Dynamik der Regelfaktoren liegen heute keine, in diesem Zusammenhang verwertbaren Ergebnisse vor.

Die Übereinstimmung der beobachteten Periodik der Zellzahlen im Blut mit der erwarteten, spricht bei diesen 3 hämatopoietischen Zellerneuerungssystemen (Tab.XXV) für die Existenz von langen Produktionsregelschleifen, welche die Blutzellspeicher mit den Speichern der „committed" Stammzellen verbinden.

13.3.2. Modifikation der Oszillation

Regelprozesse, die während der Proliferations- und Reifungs-Phase der differenzierten Zellspeicher einsetzen, modifizieren die Primär-Oszillation, die von der auf Stammzellebene angreifenden Produktionsregelschleife ausgelöst wird. Heute sind folgende Möglichkeiten bekannt:

Modifikation der Zellflussraten-Verstärkung innerhalb des Proliferationsspeichers. CRONKITE und VINCENT [45] zeigten, dass eine Stimulation der Granulozytopoese über eine Verkürzung der Generationszeit im Kompartment der kleinen Myelozyten zusätzliche Zellteilungen bewirkt. Auf diese Weise wird die Zellflussrate, unabhängig vom Zellzustrom aus dem Stammzellspeicher verstärkt und die Neutrophilen-Produktionsrate gesteigert. Ein derartiges Regelprinzip konnten wir auch bei der Monozytopoese nachweisen (Kap.12).

Die Regelstrecke dieser 2. Produktionsschleife, die den Zellpool des Blutes mit dem Proliferationsspeicher des Systems verbindet, ist kürzer. Die Korrektur der Istwert-Abweichung erfolgt entsprechend rascher. Wahrscheinlich ist die Ansprechbarkeit dieses Regelprinzips gering, so dass es weniger unter Normalbedingungen als bei heftiger Stimulation des Systems (z.B. bei Infektion oder Endzündung) wirksam wird.

Modifikation der Zellreifungsphase. Eine Stimulation der Granulozytopoese, wie beim Infekt oder bei Neutropenie, führt zu einer Verkürzung der Zelltransitzeit des Reifungsspeichers [62,121]. Wahrscheinlich verfügt die Thrombozytopoese über ein ähnliches Prinzip, denn es liegen Anhaltspunkte vor, dass bei Thrombopenie die Reifungszeit der Megakaryozyten abnimmt [53,143].

Modifikation des Zelltransits vom Knochenmark ins Blut. Eine weitere Antwort auf ein stimulierendes Signal ist die Verschiebung des Zelltransits vom Knochenmark ins Blut zugunsten unreifer Zellformen. Dieser Prozess äussert sich bei der Granulozytopoese als „Linksverschiebung" im Differentialblutbild, bei der Erythrozytopoese durch einen Anstieg der Retikulozytenzahl und bei der Monozytopoese, wie wir in Kap.7 zeigten, durch eine Zunahme rund-kerniger Monozyten im Blut mit relativ hoher Proliferations- und Naphthol-AS-D-Chloroazetat-Esterase-Aktivität.

Regelsignale, die auf den Prozess des Zelltransits einwirken, werden ohne relevante Latenz beantwortet. Bei der Granulozytopoese liegt die Reaktionszeit im Bereich von einer Stunde, bei der Monozytopoese um 8 Stunden (Kap.11).

Diesem Regelmechanismus kommt bei der Granulozytopoese eine besonders hohe Bedeutung zu, da dieses System über einen im Knochenmark lagernden Reservespeicher mit relativ reifen Neutrophilen verfügt, der etwa 5 mal so gross ist wie der totale Blut-Neutrophilenpool. Wahrscheinlich verfügt dieser Regelkreis über einen humoralen Regelfaktor, denn im Plasma von granulozytopenischen Ratten wurde eine Substanz (Leukocytosis-Inducing-Factor = LIF) nachgewiesen und teilweise auch chemisch identifiziert, die den Neutrophilentransit vom Knochenmark ins Blut beschleunigt [52, 58, 76, 88].

Dämpfung der Oszillation durch intravasale Zellspeicher. Die Dämpfungsgrösse wird von dem Verhältnis der mittleren Dauer

Tab.XXVI: Dämpfung der Oszillation, die von der Produktions-Regelschleife ausgelöst wird, durch die intravasalen Zellkompartments (die Daten für die Erythrozytopoese sind einer Arbeit von MORLEY et al. [133] entnommen).

	Dämpfung der Oszillation durch: Regulation des Zelltransits Knochenmark → Blut	intravasalen Pool = mittl. Zirkulations Dauer / Knochenmark-Transitzeit
Erythrozytopoese	gering	12
Granulozytopoese	stark	0.04
Monozytopoese	gering	0.2

der Zellzirkulation zur Knochenmark-Transitzeit bestimmt (Tab.XXVI). Bei der Erythropoese wird die Oszillation aufgrund der hohen Lebenserwartung der Erythrozyten nahezu völlig ausgelöscht [133]. Bei der Granulozytopoese und Monozytopoese, deren Abkömmlinge im Blut nur kurzfristig zirkulieren, wirkt dieser Mechanismus nur schwach dämpfend (Tab. XXVI).

Vermaschung von mehreren oszillierenden Wirkungsgefügen. Auf Stammzellebene treffen die Steuerungssignale der Erythrozytopoese, Granulozytopoese, Thrombozytopoese und der Monozytopoese zusammen und konkurrieren um die Differenzierung der dort vorhandenen determinierten Stammzellen („stem cell competition"). Es kann angenommen werden, dass der Stammzellspeicher selbst ein Regelsystem besitzt, das ihm eine bestimmte Rhythmik aufzwingt. Damit wären auf Stammzellebene mehrere Oszillatoren mit unterschiedlicher Zeitcharakteristik miteinander vermascht. Die Art und Bedeutung dieser Vermaschung ist heute, ebenso wie der Einfluss von Führungsgrössen übergeordneter Regelzentren, noch völlig ungeklärt.- Möglicherweise können Befunde, die wir bei einem Fall mit zyklischer Neutropenie erhoben (Kap.16), als Folge einer derartigen Kopplung von Granulozytopoese und Monozytopoese auf Stammzellebene aufgefasst werden (Abb.42, Tab.XXVII):

die zyklisch auftretende Neutropenie konnte als Folge eines rhythmischen Versiegens des Einstroms von Vorstufen in den Proliferationsspeicher der Granulozytopoese interpretiert werden. Dieses Phänomen war regelmässig begleitet von einer Zunahme der Monozyten-Produktionsrate.

14. REGULATION DER MONOZYTOPOESE

Mehrere zellkinetische Prozesse der Monozytopoese erwiesen sich als Stellglieder von Regulationssystemen: Die Stammzell-Differenzierung zu monozytopoietischen Präkursoren (Kap.13); die Zellflussraten-Verstärkung im Proliferationsspeicher (Kap.12) und die Knochenmark-Transitzeit (Kap.7).- Diese Prozesse werden wahrscheinlich vorwiegend humoral gesteuert. Möglicherweise stellt die Monozytenkonzentration im Blut die gemeinsame Regelgrösse aller drei Regelprinzipien dar.

14.1. Stammzelldifferenzierung

METCALF et al. [26, 114, 115, 151] zeigten, dass Serum und Urin des Menschen, sowie Mäuseserum in Mäuseknochenmark-Agar-Kulturen das Entstehen von Kolonien induziert, die aus Granulozyten und/oder Makrophagen bestehen. Wahrscheinlich leitet sich jede Kolonie aus einer Vorläuferzelle ab - der „Colony forming cell" (CFC). Diese Zellen besitzen funktionelle Merkmale, wie sie den hypothetischen „committed" Stammzellen zugeschrieben werden. Sie machen etwa 0.2% der Zellen des Mäuseknochenmarks aus. CHEN und SCHOOLEY konnten bei Untersuchungen mit Hilfe der Milz-Kolonie-Technik möglicherweise auch eine weitere, weniger differenzierte Stammzellfraktion der Monozytopoese erfassen [38, 39].

Der im Plasma und Urin nachgewiesene „Colony Stimulating Factor" (CSF) stellt ein Makromolekül dar (Molekulargewicht 45 000 - 60 000). Wahrscheinlich handelt es sich um ein Glycoprotein, das Ähnlichkeit mit Erythropoetin aufweist. CSF vermag sowohl in vitro als auch in vivo die Proliferation der Granulozytopoese und der Monozytopoese anzuregen, wobei in vitro Versuche zeigten, dass diesem Prozess eine vermehrte Differenzierung spezifischer Vorläuferzellen zugrunde liegt. Die Dosis-Wirkungs-Kurve zwischen der Konzentration

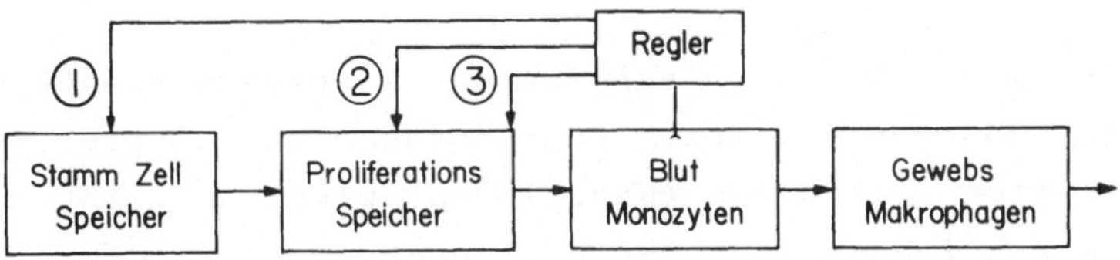

Gesteuerter Prozess: ① Stammzell Differenzierung zu Promonozyten

② Proliferations Aktivität der Promonozyten

③ Monozyten Transit vom Knochenmark ins Blut

Abb.37: Regulation der Monozytopoese.

von CSF und der Zahl in vitro entstehender Zellkolonien hat einen sigmoiden Verlauf [108]. Dies entspricht auch in vivo Beobachtungen für Erythropoetin [81, 185], ebenso wie der Zunahme granulozytopoietischer Präkursoren als Antwort auf eine Neutropenie [150]. Mit Hilfe von Diffusionskammern, die - beschickt mit menschlichem Knochenmark - Mäusen inplantiert wurden, liess sich neuerdings auch in vivo die Existenz und Wirkungsweise von Faktoren nachweisen, welche die Granulozytopoese und Monozytopoese stimulieren [25].

14.2. Regulation der Zellflussraten-Verstärkung im Proliferationsspeicher

Die Monozytopoese des Menschen verfügt über morphologisch identifizierbare Präkursoren-Kompartments, deren Proliferations-Kapazität unter Normalbedingungen nur partiell ausgeschöpft wird. Eine Stimulation der Monozytopoese bewirkt eine vermehrte Utilisation dieser Proliferations-Reserve (Kap.4, 13). Innerhalb des Proliferations-Speichers finden dann zusätzliche Zellteilungen statt, welche - unabhängig vom Zellzustrom aus dem Stammzellspeicher - zu einem Anstieg der Monozyten-Produktionsrate führen.

14.3. Regulation der Knochenmark-Transitzeit

Parallel zur Stimulationsgrösse der Monozytopoese verschiebt sich der Monozyten-Transit vom Knochenmark ins Blut zugunsten unreifer Zellformen (Kap.7), entsprechend nimmt die Knochenmark-Transitzeit der Zellen ab.

14.4. Ein Modell für die Regulation der Monozytopoese

Bei dem in Abb.37 dargestellten Regulationsmodell wurde als Regelgrösse die Blutmonozytenzahl bzw. der totale Blutmonozyten-Pool (TBMP) eingesetzt, analog dem von KIRK et al. [96] für die Erythropoese und von KING-SMITH und MORLEY [94] für die Granulozytopoese erstellten Modell. Vom Blutmonozyten-Kompartment gehen 3 Regelschleifen aus. Eine dieser Schleifen operiert auf Stammzellebene und kontrolliert die Stammzell-Differenzierung zu Promonozyten. Die zweite Regelschleife ist kürzer. Sie modifiziert die Zahl der Zellteilungen innerhalb des Proliferationsspeichers und damit den Grad der Verstärkung des vom Stammzellspeicher ausgehenden Zellstroms. Die dritte und kürzeste Schleife kontrolliert den Zelltransit vom Knochenmark ins Blut und modifiziert auf diese Weise die Knochenmark-Transitzeit der Zellen.

Alle 3 Schleifen arbeiten nach dem Prinzip der negativen Rückkopplung. Eine Abnahme des totalen Blutmonozyten-Pools wird beantwortet durch eine Zunahme der Stammzell-Differenzierungsrate, durch Erhöhung der Zellflussratenverstärkung im Proliferationsspeicher und durch eine Verkürzung der Knochenmark-Transitzeit.

Wahrscheinlich ist die Empfindlichkeit der 3 Regulationsprinzipien unterschiedlich. Es ist anzunehmen, dass unter Normalbedingungen die Regulation der Monozytopoese in erster Linie über die lange Regelschleife erfolgt, deren Stellglied die Stammzelldifferenzierung darstellt. Die kurzen Regelschleifen stellen wahrscheinlich Adaptations-Mechanismen dar, die bei erhöhtem Zellbedarf des Organismus, d.h. unter pathologischen Bedingungen (z.B. Entzündung, Infekt) wirksam werden.

15. MATHEMATISCHE FORMULIERUNG UND COMPUTER - SIMULATION EINES REGULATIONSMODELLS FÜR DIE MONOZYTOPOESE UNTER NORMALBEDINGUNGEN

Von Joachim Bammert und Jörg Ewen

15.1. Mathematische Formulierung

Bei der mathematischen Formulierung wurde lediglich die auf Stammzellebene angreifende Regelschleife berücksichtigt (Abb.37) unter der Annahme, dass die anderen Regelmechanismen die Monozytopoese unter Normalbedingungen aufgrund ihrer geringeren Empfindlichkeit nicht wesentlich modifizieren.

Die Zelltransitrate vom Stammzellspeicher zum Proliferationsspeicher wurde mit a bezeichnet. Sie ist abhängig von der Stellgrösse des Reglers. Die Zellflussraten sind Funktionen der Zeit t. Für die Monozytentransitrate vom Knochenmark ins Blut b gilt:

$$b\ (t) = a\ (t - T) \cdot 2^{k}$$

k ist die Zahl der im Proliferations-Speicher aufeinander folgenden Zellgenerationen (= 2, Kap.4); T die gesamte Totzeit, die sich aus der Stammzell-Differenzierungszeit, die mit 13 Std. angesetzt wurde und der mittleren Transitzeit des Proliferationsspeichers von etwa 55 Std. zusammensetzt. Der totale Blutmonozyten-Pool X wirkt als Verzögerungsglied:

$$\frac{dx}{dt} = b - \gamma_{v} \cdot x$$

γ_v ist die „fractional turnover rate" der Blutmonozyten (ln2/T1/2; T1/2 = 8.4 Std.).

Um numerische Stimulationsstudien an diesem Modell durchführen zu können, muss auch die Arbeitsweise des Reglers spezifiziert werden. Dieser ist als negatives Feed-Back System charakterisiert und besitzt eine bestimmte Trägheit, die durch Synthese, Abbau und Wirkungsgeschwindigkeit des regulierenden Faktors bestimmt wird. Da über diese Prozesse heute noch keine Information vorliegt, wurde der Extremfall eingesetzt, bei dem dieser Faktor trägheitslos arbeitet.

Regelgrösse ist der totale Blutmonozyten-Pool x. Der Zusammenhang zwischen Fühler und Stellglied wurde als hemmende Rückkopplungsfunktion formuliert, wobei die Beziehung x zu a, entsprechend den Ergebnissen von in vitro Versuchen [108], eine Sigmoidkurve darstellt. Aus Gründen der Einfachheit wurde folgender Ansatz gewählt:

$$a = \frac{\alpha}{1 + x^n}$$

α ist die hypothetische Zellflussrate bei aufgeschnittenem Regelkreis. Die Simulation wurde für n = 3 durchgeführt, da für kleinere n keine stabile Oszillation auftrat.

Damit ergibt sich für den Regelkreis folgende Beziehung:

$$\frac{dx}{dt} = \frac{\alpha \cdot 2^k}{1 + (x(t - T))^3} - \gamma_v \cdot x$$

15.2. Computersimulation des Modells

Das mathematische Modell des Regelkreises wurde sowohl mit Hilfe eines Digitalrechners (IBM 1130) als auch eines Analogrechners (EAI TR-48) simuliert. Beide Verfahren lieferten übereinstimmende Ergebnisse (Abb.38a, b). Die bestimmten Parameter der Monozytopoese und der Blutmonozyten-Zahlen wiesen eine 5.5-Tages-Periodik auf, ähnlich wie sie bei gesunden Individuen beobachtet wurde (Kap.13).

Hemmendes Signal zur Steuerung der Stammzell-Proliferation
900
700
500
300
100
Zelleinstrom in den Proliferationsspeicher
0.7
0.5
0.3
0.1
Monozyteneinstrom ins Blut
0.7
0.5
0.3
0.1
Monozytenkonzentration im Blut
9
7
5
3
1
0 60 120 180 240 300 360 420 480 540 Stunden
0 2 4 6 8 10 12 14 16 18 20 22 Tage

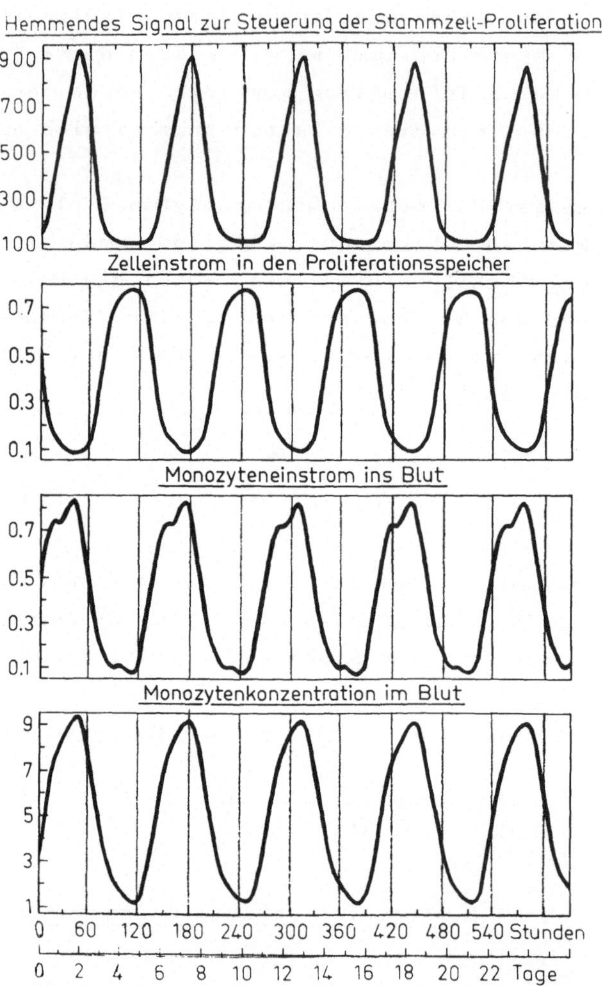

Abb.38a:

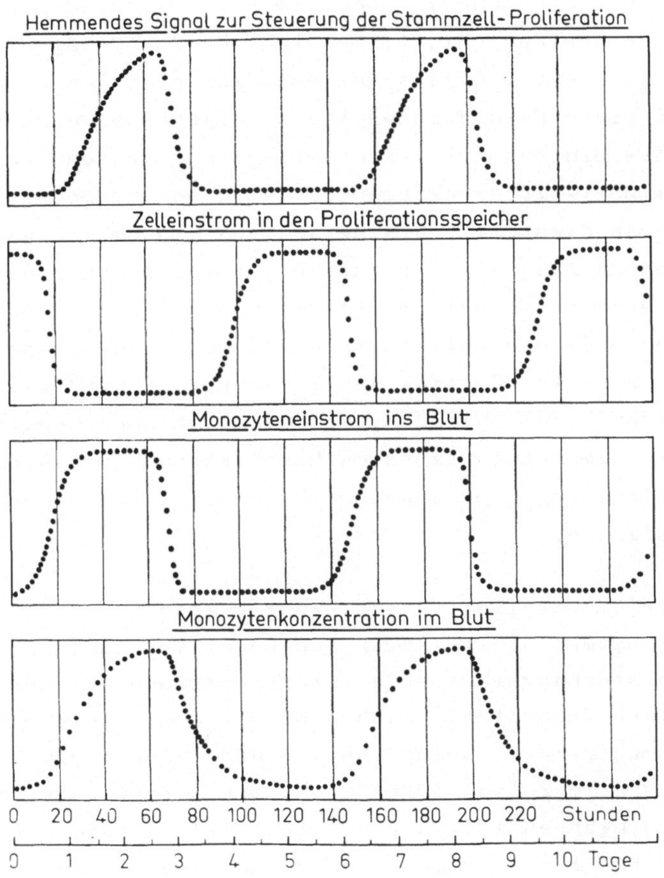

Abb.38: Die Simulation eines mathematischen Modells für die Stammzell-Regelschleife (s. Abb.37) ergab eine ähnliche Rhythmik der Monozytopoese und der Monozytenzahlen im Blut, wie sie bei gesunden Probanden beobachtet wurde.

Abb.38a: Simulation mit dem Analog Computer EAI TR-48.

Abb.38b: Simulation mit dem Digital Computer IBM 1130.

15.3. Zusammenfassung der Kapitel 12. - 14.

Bei 4 von 5 untersuchten gesunden Probanden wurde festgestellt, dass die Monozytenzahl im Blut mit niederer Amplitude und einer Periodik im Bereich von 3 - 6 Tagen ($\bar{x}$ = 4.7 Tage) oszillierte. Dieses Phänomen wurde als Ausdruck der Existenz eines Regulationssystems aufgefasst, dessen Regelgrösse das Blutmonozyten-Kompartment und dessen Stellglied die Stammzell-Differenzierungsrate zu monozytopoietischen Präkursoren darstellt. Ein derartiges System ist aufgrund seiner hohen Trägheit (Totzeit = Stammzelldifferenzierungs- und Knochenmark-Transit-Zeit; Verzögerungszeit = Phasenverschiebung zwischen Zelleinstrom ins Blut und Grösse des intravasalen Pools, Dynamik und Wirkungsgeschwindigkeit des Regelfaktors) zur Erzeugung von Oszillationen angelegt. Die Computer - Simulation eines mathematischen Modells dieses Regelkreises ergab eine Rhythmik, die mit der beobachteten übereinstimmte.

Neben der Stammzelldifferenzierung wurden bei der Monozytopoese 2 weitere Stellglieder von Regelsystemen nachgewiesen - der Verstärkungsfaktor des Proliferationsspeichers und die Knochenmark-Transitzeit. Wahrscheinlich sind diese Regelmechanismen relativ unempfindlich und werden erst bei pathologischen Reizgrössen effektiv. Unter Infekt- oder Entzündungs-Bedingungen z.B. steigt die Zellflussraten-Verstärkung im Proliferationsspeicher durch zusätzliche Zellteilungen an. Gleichzeitig wird die Knochenmark-Transitzeit verkürzt durch eine vorzeitige Entlassung der Monozyten vom Knochenmark ins Blut.

16. FUNKTIONELLE BEZIEHUNGEN ZWISCHEN GRANULOZYTOPOESE UND MONOZYTOPOESE

In Zusammenarbeit mit Jan Fischer-Antze und Tun Liang Ang

NAEGELI [138] stellte 1931 eine Reihe von Beobachtungen zusammen, die nicht nur für die Entstehung des Monozyten im Knochenmark, sondern auch für eine Verwandtschaft zwischen Granulozytopoese und Monozytopoese sprechen: Die Zellen dieser beiden Systeme weisen eine ähnliche Kernstruktur auf, eine Azurgranulation, eine ähnliche Kern-Segmentierung, eine positive Oxydasereaktion. Ausserdem kommen unter bestimmten pathologischen Bedingungen gleichzeitige Veränderungen der Blutzellzahlen beider Systeme vor.

ROHR [152, 153] diskutierte die Abstammung des Monozyten aus dem Promyelozyten. Er stützte seine These auf Beobachtungen bei bestimmten Formen der Agranulozytose, bei denen eine Monozytose zusammen mit einem sog. Promyelozytenmark auftritt. In diesem sind lückenlos alle Übergangsformen vom Promyelozyten bis zum Monozyten nachweisbar. LEDER [102 - 104] wies diese morphologische Entwicklungsreihe mit Hilfe zytochemischer Methoden auch im Knochenmark hämatologisch gesunder Probanden nach und zeigte, dass ihr eine Transformation des zytochemischen Musters der Promyelozyten zu dem der Monozyten parallel läuft. SCHMALZL und BRAUNSTEINER [166, 167] fanden jedoch bei Untersuchung der Isoenzyme unspezifischer Esterasen charakteristische Unterschiede zwischen Promyelozyten und Promonozyten.

Mit Hilfe der Agar Colony forming Technik gelang es METCALF [113] sowohl Granulozyten als auch Makrophagen aus e i n z e l n e n Knochenmarkzellen zu züchten. Die Untersuchungen seiner Gruppe führten zu dem in Abb.39 dargestellten Konzept: Die in vitro Colony forming cell (CFC) stellt eine gemeinsame Stammzelle der Granulozytopoese und der Monozyto-

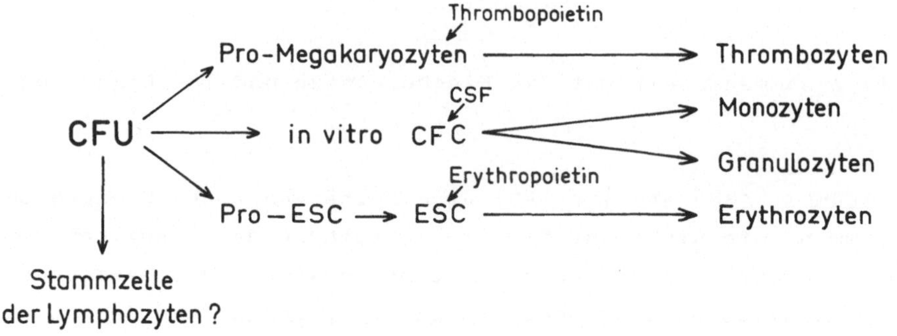

CFU = Colony Forming Unit
CFC = Colony Forming Cell
CSF = Colony Stimulating Factor
ESC = Erythropoetin Sensitive Cell

Abb.39: Konzept der Organisation hämatopoietischer Zellsysteme in multipotente Stammzellen (CFU), spezifische Präkursoren, die Targetzellen humoraler Regler darstellen und in morphologisch identifizierbare Präkursoren. Aufgrund der Ergebnisse von METCALF [113] wird ein gemeinsamer, spezifischer Präkursor für die Granulozytopoese und Monozytopoese diskutiert (Schema nach METCALF und MOORE [115]).

dar. Sie ist Targetzelle humoraler Regelfaktoren. Damit nimmt sie funktionell die Stellung der postulierten committed oder determinierten Stammzelle ein. Hinweise für die tatsächliche Existenz dieser Organisation der Granulozytopoese und Monozytopoese in vivo ergaben Studien bei einer myelomonozytären Mäuseleukämie [203]. Hier erwiesen sich sowohl die Granulozyten als auch die Monozyten als Abkömmlinge eines leukämischen Clons. Diese Beobachtungen sprechen dafür, dass zumindest ein Teil der Granulozyten und Monozyten von einem gemeinsamen Präkursoren-Speicher abstammt.

Wir prüften bei verschiedenen Erkrankungen, ob und in welcher

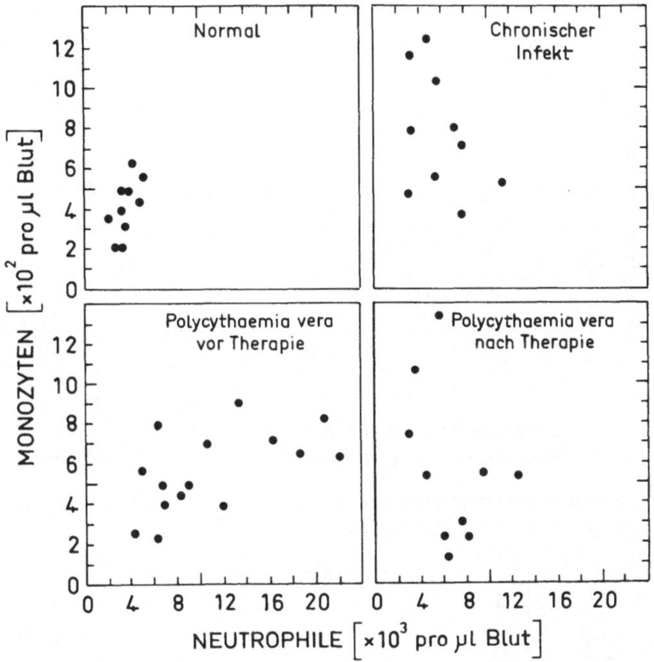

Abb.40: Beziehung der Neutrophilen- und Monozyten-Zahlen im zirkulierenden Blut bei Gesunden, Patienten mit chronischen Infektionen und Polycythaemia vera.

Form sich die postulierten Beziehungen zwischen Granulozytopoese und Monozytopoese auf Ebene der Blutzellspeicher manifestieren.

16.1. Zahl und Umsatzrate der Neutrophilen und Monozyten

Die Zahl der Neutrophilen und Monozyten im Blut wurde bestimmt durch Coulter Counter-Zählungen und Differenzierung einer Leukozytenmenge, die jeweils 50 Monozyten enthielt. Bei einer zweiten Gruppe von Probanden wurden Simultanbestimmungen der Neutrophilen- und Monozyten-Umsatzrate durchgeführt durch Autotransfusion in vitro ^{3}HDFP-markierter Blutzellen und anschliessender autoradiographischer Analyse

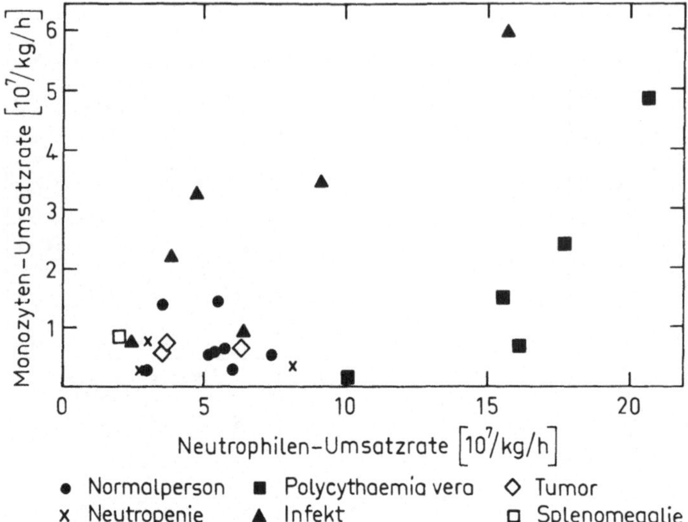

Abb.41: Simultanbestimmungen der Neutrophilen- und der Monozyten-Umsatzrate.

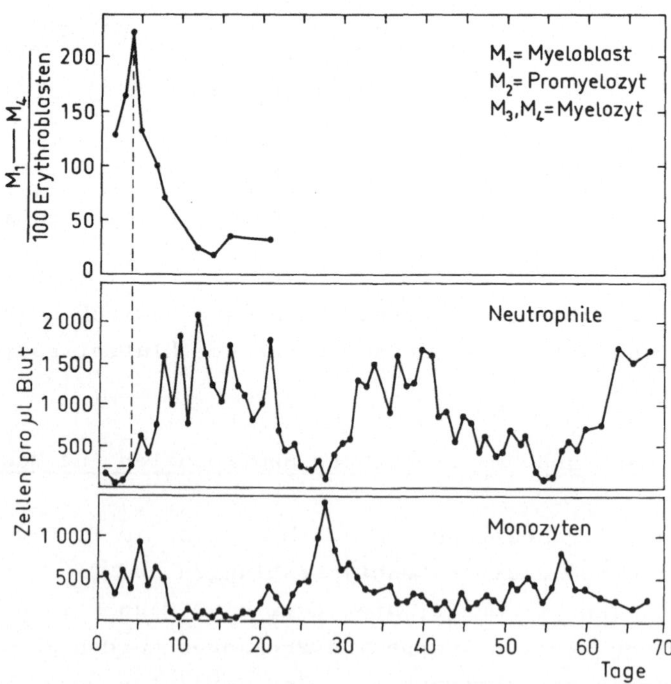

Abb.42: Proliferationsspeicher der Granulozytopoese und Zyklus der Neutrophilen und Monozyten bei einem Fall von zyklischer Neutropenie.

der zirkulierenden Leukozyten ([124] Kap.6).

Untersucht wurden vorwiegend Patienten mit Infektionen und Polycythaemia vera. Der granulozytopoietischen Hyperproliferation, die bei beiden Erkrankungen vorkommt, liegen wahrscheinlich verschiedene Mechanismen zugrunde. Bei Infektion kann eine exogene Stimulation des Systems angenommen werden, wohingegen die gesteigerte Proliferationsaktivität bei Polycythaemia vera auf eine Funktionsstörung des Stammzellspeichers zurückgeführt wird [93].

Die Zahlen der Neutrophilen und Monozyten im zirkulierenden Blut liessen weder beim Infekt, noch bei Polycythaemia vera, eine Korrelation erkennen (Abb.40): Bei chronischen Infektionen kamen ausgeprägte Monozytosen ohne Neutrophilenvermehrung vor, während umgekehrte Verhältnisse bei Patienten mit Polycythaemia vera beobachtet wurden. Dagegen verhielten sich die Umsatzraten der Neutrophilen und Monozyten bei beiden Erkrankungen näherungsweise konkordant (Abb.41).

16.2. Beobachtungen bei einem Fall von zyklischer Neutropenie

Eine Kopplung der granulozytopoietischen und der monozytopoietischen Zellneubildung scheint sich bei der zyklischen Neutropenie besonders auffällig zu manifestieren. Bei einem derartigen Fall, über den früher ausführlich berichtet wurde [121], beobachteten wir einen etwa 26-tägigen, synchronen Zyklus der Neutrophilen und Monozyten (Abb.42). Die Zahlen der Retikulozyten, Erythrozyten, Thrombozyten und Lymphozyten lagen konstant im Normbereich.

Während der Remissions-Phase der Erkrankung wichen, abgesehen von den meist geringgradig erniedrigten Neutrophilenzahlen, weder die Neutrophilen- noch die Monozyten-kinetischen Befunde von der Norm ab (Tab.XXVII). Auf die Remission folgte ein Krankheitsabschnitt, in dem gleichzeitig die Neutrophilenzahlen abfielen, während die Monozytenzahlen zunahmen.

Tab.XXVII: Neutrophilen- und Monozyten-kinetische Daten während 2 verschiedenen Phasen einer zyklischen Neutropenie (TBNP = totaler Blut-Neutrophilen-Pool; ZNP bzw. MNP = zirkulierender bzw. marginaler Neutrophilen-Pool; NTR = Neutrophilen Turnover Rate. Entsprechend TBMP = totaler Blut-Monozyten-Pool usw.).

Stadium der Erkrankung:		Remission	zunehmende Neutropenie	Normal $\bar{X}$	(Bereich)
Neutrophile = N	[pro µl]	2400	240	3980	(3.110 - 4.550)*
TBNP	[N×10⁷/kg]	59	10	55.3	(42.0 - 74.5)
ZNP÷MNP	—	0.4	0.2	1.0	(0.5 - 1.4)
$T\frac{1}{2}$	[Std.]	5	2.3	7.6	(6.1 - 10.5)
NTR	[N×10⁷/kg/h]	8.2	3.0	5.2	(3.2 - 7.4)
Monozyten = M	[pro µl]	240	600	260	(135 - 370)**
TBMP	[M×10⁷/kg]	4.7	16.2	8.1	(4.2 - 14.4)
ZMP÷MMP	—	0.6	0.4	0.3	(0.2 - 0.4)
$T\frac{1}{2}$	[Std.]	9.5	14	8.4	(4.5 - 10.0)
MTR	[M×10⁷/kg/h]	0.34	0.80	0.7	(0.3 - 1.4)

*N = 9 **N = 8

Gleichsinnig wie die Zellzahlen veränderten sich die Umsatzraten beider Zellarten. Da die Umsatzraten etwa den Zellproduktionsraten gleichzusetzen sind, ergibt sich ein inverses Verhalten der Neutrophilen- und Monozyten-Produktionsrate während beider Krankheitsabschnitte - der Phase mit zunehmender Neutropenie und der folgenden Reparationsphase.

Die Analyse der Granulozytopoese zeigte (Abb.42), dass die Proliferationsaktivität erst dann ansprang, wenn die Neutrophilen im Blut auf Werte unter 100 pro µl abgesunken waren. Überschritten die Neutrophilenwerte etwa 300 pro µl, schien die Versorgung des Proliferationsspeichers der Granulozytopoese aus dem Stammzellspeicher wieder zu versiegen. Diese Befunde wurden als Zeichen einer gestörten Stammzelldifferenzierung aufgefasst.

17. ZUSAMMENSTELLUNG WESENTLICHER BEFUNDE

Monozytopoese. Die Monozytopoese verfügt lediglich über einen intramedullären Proliferationsspeicher, von dem aus die Monozyten direkt in die Blutbahn entlassen werden. Hinweise für die Existenz eines gesonderten Reifungsspeichers oder eines intramedullären Reservespeichers ergaben sich nicht. Der Proliferationsspeicher stellt ein System dar von mehreren kettenartig hintereinandergeschalteten Promonozyten-Generationen. Unter Normalbedingungen durchlaufen die einzelnen Promonozyten in diesem Speicher durchschnittlich 2 Zellteilungen. Hierdurch wird die vom Stammzellspeicher ausgehende Zellflussrate auf das 4-fache verstärkt. Die mittlere Zellzykluszeit der Promonozyten liegt beim Gesunden um 29 Stunden, die DNS-Synthesezeit bei 10 Stunden. Die mittlere Stammzell - zu - Blut-Transitzeit der Monozytopoese beträgt etwa 55 Stunden (Abb.43).

Das Knochenmark des gesunden Menschen enthält im Mittel etwa 600 Millionen identifizierbare Monozyten-Präkursoren pro kg Körpergewicht. Diese können aufgrund ihrer Kernmorphologie 4 Kompartments zugeordnet werden (Tab.XXVIII): Typ I = Kleine rund- bis oval-kernige Präkursoren, die etwa Lymphozytengrösse aufweisen. Typ II = Grosse rund- bis oval-kernige Präkursoren von Myelozytengrösse. Typ III = Präkursoren von ähnlicher Grösse mit beginnender Kernlappung (Intermediärformen), die am häufigsten vorkommen und etwa die Hälfte des gesamten Präkursoren-Speichers ausmachen. Typ IV = Gelapptkernige Präkursoren.- Die Fraktion DNS-synthetisierender Zellen nimmt vom Typ I - bis zum Typ IV - Präkursoren-Kompartment zu. Die stündliche Monozyten-Geburtsrate des Gesamtspeichers erreicht im Mittel etwa 7 Millionen Monozyten pro kg Körpergewicht.

Unter Normalbedingungen wird die Proliferationskapazität des Präkursoren-Speichers nur partiell utilisiert. Das Typ

Tab.XXVIII:

MONOZYTEN-PRÄKURSOREN IM KNOCHENMARK

Mittel von 7-10 hämatologisch gesunden Probanden

Kernmorphologie	Prozent	^{3}HTDR-Markierungs-Index [%]	Pool-Größe [Zellen $\times 10^6$/kg]	Geburts Rate [Zellen $\times 10^6$/kg/h]
klein, rund-oval	5.3	7.1	30	0.2
groß, rund-oval	30.6	9.7	177	1.7
Intermediärform	50.6	10.1	297	3.0
gelappt	13.5	24.9	79	2.0
gesamt	100.0	11.5	583	6.9

I-Präkursoren-Kompartment verfügt über die grösste, das Typ IV-Präkursoren-Kompartment über die kleinste Proliferationsreserve. Eine Stimulation des Zellerneuerungssystems, z.B. im Rahmen akuter Entzündungsreaktionen, wird mit kurzer Reaktionszeit (<1 Stunde) beantwortet, durch eine Zunahme der Fraktion DNS-synthetisierender Präkursoren. Auf diese Weise wird die Zellflussratenverstärkung innerhalb des Proliferationsspeichers erhöht und die Zellproduktion ohne relevante Latenz auf den Zellbedarf des Organismus abgestimmt. Dieses Adaptationsprinzip basiert auf einer Verkürzung der mittleren Präkursoren-Generationszeit, wodurch die Zeit für zusätzliche Zellteilungen während der Proliferations-Phase gewonnen wird (Abb.43).

Monozytentransit vom Knochenmark ins Blut. Mit zunehmender Aufenthaltsdauer der Zellen im Proliferationsspeicher nimmt deren Transitwahrscheinlichkeit zu. Infolgedessen ist der Differenzierungsgrad der ins Blut einströmenden Monozyten unterschiedlich. Er ist mit dem Grad der Kernlappung der Monozyten auf Ausstrichpräparaten korreliert, wobei Gelappt-

Tab.XXIX:

MONOZYTEN KINETISCHE DATEN		
Mittel von 8 hämatologisch gesunden Probanden		
zirkulierender Monozyten Pool	:	CMP = $18 \cdot 10^6$ Monoz./kg
totaler Blut Monozyten Pool	:	TBMP = $81 \cdot 10^6$ Monoz./kg
marginaler Monozyten Pool	:	MMP = $63 \cdot 10^6$ Monoz./kg
ZMP : MMP	=	1 : 3.5
Halbwertzeit	:	$T\frac{1}{2}$ = 8.4 Stunden
Monozyten Turnover Rate	:	MTR = $7 \cdot 10^6$ Monoz./kg/h

kernige die reifsten und Rund- bis Oval-Kernige die unreifsten Monozytenformen repräsentieren. Die Gelapptkernigen sind charakterisiert durch niedrige Aktivitäten der DNS-Synthese, Naphthol-AS-D-Chloroazetat-Esterase und Peroxydase, kombiniert mit einer hohen Reaktionsintensität unspezifischer Esterasen. Umgekehrt besitzen die Rund- bis Oval-Kernigen relativ hohe Aktivitäten der DNS-Synthese, Naphthol-AS-D-Chloroazetat-Esterase und Peroxydase bei geringer Reaktionsintensität unspezifischer Esterasen.

Eine Zunahme der Monozyten-Produktionsrate ist verknüpft mit einer Verschiebung des Monozytentransits vom Knochenmark ins Blut zugunsten unreifer Zellformen. Dies äussert sich durch einen Anstieg der Fraktion rund- bis oval-kerniger Monozyten im Blut und durch eine Abnahme des Differenzierungsgrades aller, im zirkulierenden Blut vorkommender, Monozytenformen.

Monozytenkinetik. Intravasal verteilen sich die Monozyten zwischen einem zirkulierenden und einem etwa 3.5 mal so grossen marginalen Pool (Tab.XXIX). Beide Zellspeicher stellen

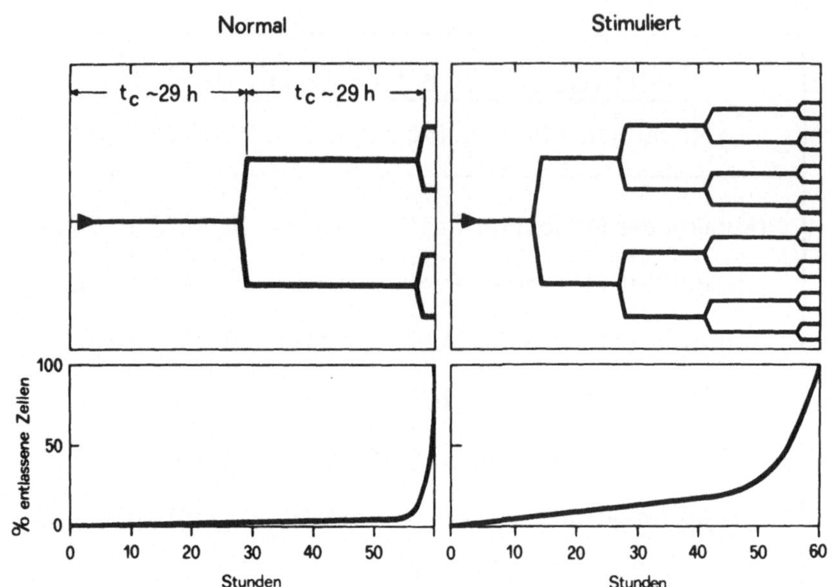

Abb.43: Modell der Monozytopoese. Abszisse: Alter der Promonozyten. Ordinate: Fraktion der totalen Zell-Einstromrate, die bis zu einem Zeitpunkt ins Blut entlassen wird.

aufgrund eines intensiven Zellaustausches eine zellkinetische Einheit dar. Dieser totale Blutmonozyten-Pool enthält unter Normalbedingungen im Mittel 80 Millionen Monozyten pro kg Körpergewicht - eine Reserve reifer Monozyten, aus der in den ersten Stunden nach dem Auftreten einer akuten Steigerung des Monozytenbedarfs, Monozyten rekrutiert werden.- Der Monozytentransit vom Gefässsystem ins Gewebe erfolgt gemäss eines „at random" -Prozesses. Beim Gesunden liegt die durchschnittliche Halbwertzeit bei 8.4 Stunden. Beim Erwachsenen beläuft sich die Monozyten-Umsatzrate - gleich wie die intramedulläre Monozyten-Geburtsrate - auf etwa 7 Millionen Monozyten pro Stunde und kg Körpergewicht.

Bei Patienten mit Monozytose nimmt der intravasale Monozyten-Bestand und die Monozyten-Umsatzrate etwa parallel der Blutmonozytenzahl zu. Die intravasale Monozytenverteilung zwischen dem zirkulierenden und dem marginalen Pool variiert nur geringgradig. Die Monozytenhalbwertzeit tendiert zu einer mässigen Zunahme, wobei in unseren Beobachtungen 15 Stunden nicht überschritten wurden. Beim akuten Infekt und bei Splenomegalie traten verkürzte Halbwertzeiten auf.

Regulation. In der Regel oszillieren beim Gesunden die Monozytenzahlen im Blut mit niedriger Amplitude und einer mittleren Periodik von etwa 4.7 Tagen. Diese Oszillation liess sich als Ausdruck der Existenz einer negativen Feed-back Regelschleife interpretieren, die vom Blutmonozyten-Kompartment ausgeht und die Stammzell-Differenzierungsrate kontrolliert. Ausserdem erwiesen sich die Zellflussraten-Verstärkung des Stammzellspeichers und die Stammzell- zu -Blut-Transitzeit als Stellglieder von Regulationsmechanismen, die jedoch erst bei pathologisch hohen Reizgrössen wirksam werden.

Ausblick. Die in der vorliegenden Arbeit eingesetzten Untersuchungsmethoden und die erhobenen Befunde bilden - wie unsere ersten Erfahrungen zeigten [118, 127] - eine geeignete Grundlage zum Studium der bisher kaum charakterisierten autonomen und reaktiven Veränderungen des Monozytensystems.

Tafel I

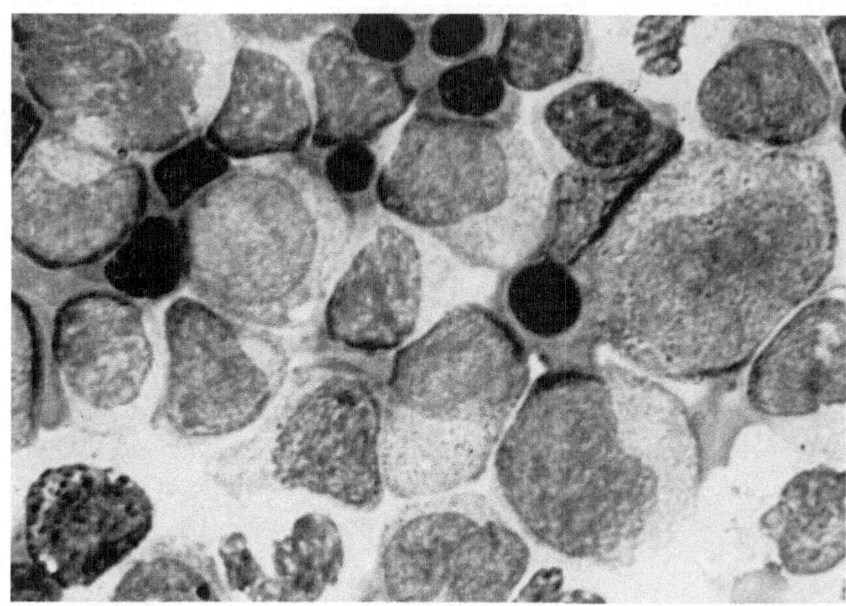

Abb.1: Morphologie der Promonozyten. Knochenmarkausstrich bei chronischer Monozytenleukämie, Typ RECHAD SCHILLING. May-Grünwald Giemsa Färbung.

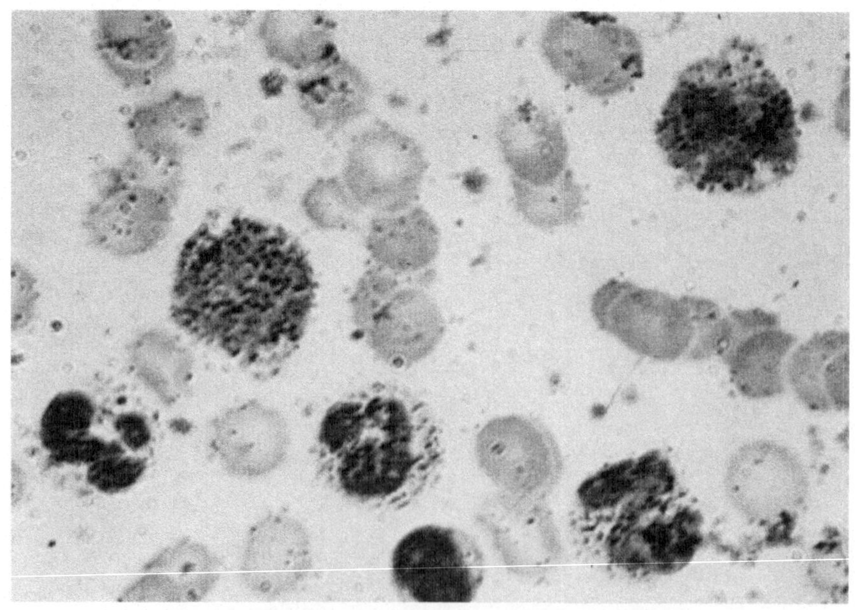

Abb.16: 3H-Diisopropylphosphat (3HDFP) markierte Monozyten und Neutrophile im Autoradiogramm.

Tafel II

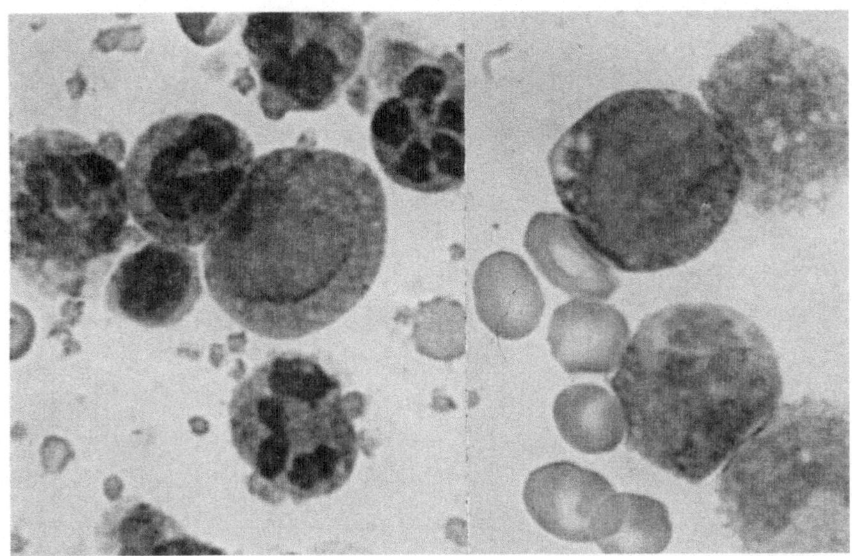

Abb.22: Intensität der Naphthol-AS-D-Chloroazetat-Esterase bei Blutmonozyten mit unterschiedlicher Kernmorphologie.

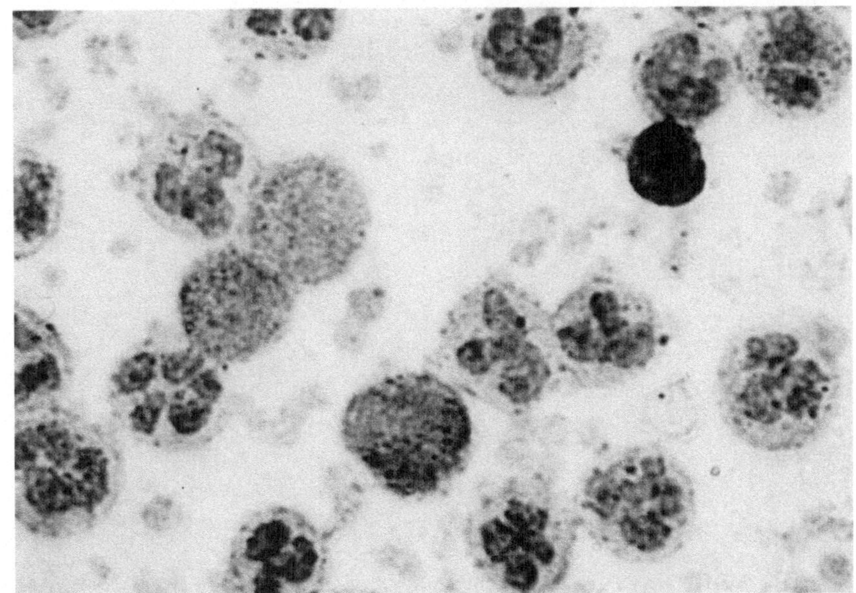

Abb.28: Kombinierte Darstellung der NaF-resistenten (blaues Reaktionsprodukt) und der NaF-sensiblen Naphthol-AS-D-Azetat-Esterase (rotes Reaktionsprodukt) bei Leukozyten des peripheren Blutes. Das Bild zeigt eine Monozyten-Abbauform, die durch eine intensive Reaktion der NaF-sensiblen Naphthol-AS-D-Azetat-Esterase und einen pyknotischen Kern gekennzeichnet ist

Tafel III

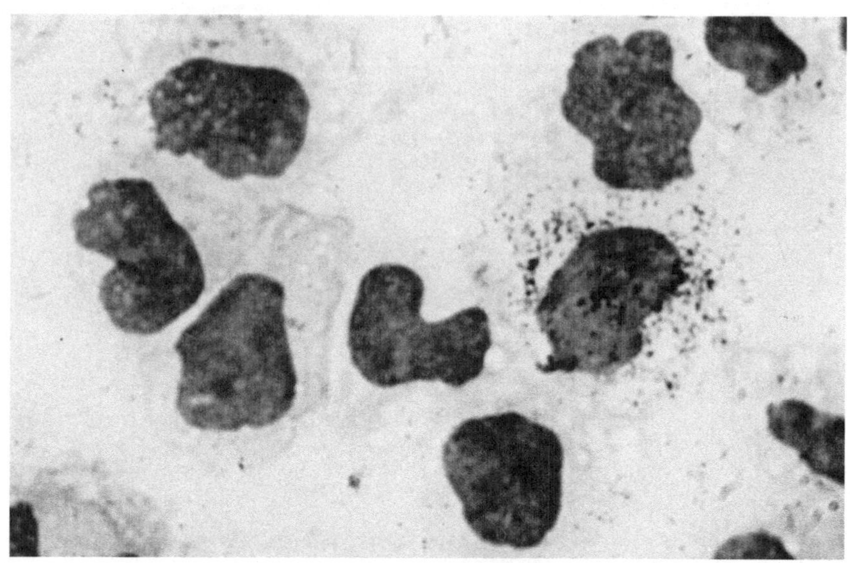

Abb.29: Markierter Hautfenster-Makrophage im Autoradiogramm, der wenige Stunden nach Transfusion 3HDFP-markierter Monozyten im Exsudat erschien.

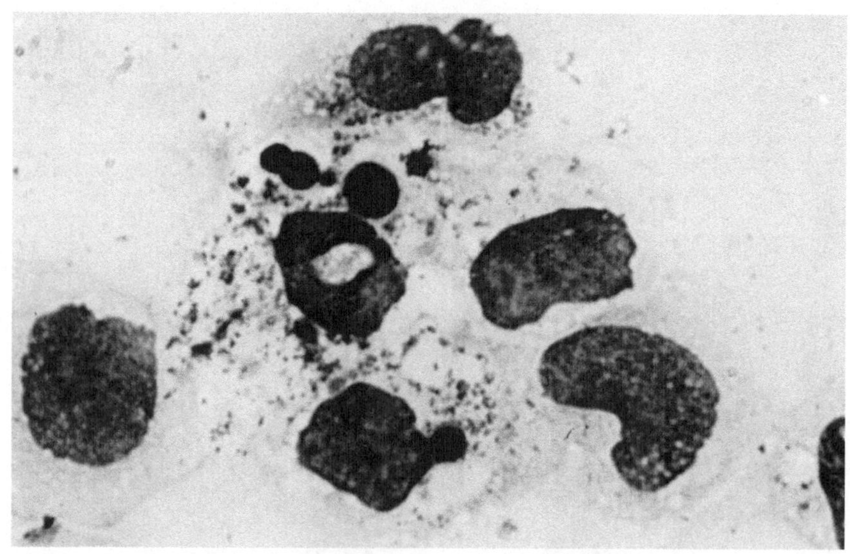

Abb.30: Hautfenstermakrophagen im Autoradiogramm. Eine Zelle enthält, unregelmässig verteilt, radioaktives Material, das wahrscheinlich durch Phagozytose einer markierten Zelle aufgenommen wurde.

LITERATUR

[1] ALLISON,F.,SMITH,M.R.and WOOD,W.B.:Studies on the pathogenesis of acute inflammation. I.The inflammatory reaction to thermal injury as observed in the rabbit ear chamber. J.Exp.Med.102,655(1955).

[2] AMBRUS,C.M.and AMBRUS,J.L.:Regulation of the leukocyte level.Ann.N.Y.Acad.Sci.77,445(1959).

[3] ASCHOFF,L.:Ein Beitrag zur Lehre von den Makrophagen auf Grund von Untersuchungen des Herrn Dr.Kiyono.Verhandl.d.dtsch.pathol.Ges.16.Tagung S.107(1913).

[4] ASCHOFF,L.:Das reticuloendotheliale System.Erg.Inn.Med. u.Kinderheilk.26,1(1924).

[5] ATHENS,J.W.,HAAB,O.P.,RAAB,S.O.,MAUER,A.M.,ASHENBRUCKER, H.CARTWRIGHT,G.E.and WINTROBE,M.M.:Leukocyte kinetic studies. IV.The total blood, circulating and marginal granulocyte pools and the granulocyte turnover rate in normal subjects. J.Clin.Invest.40,989(1961).

[6] ATHENS,J.W.,MAUER,A.M.,ASHENBRUCKER,H.,CARTWRIGHT,G.D. and WINTROBE,M.M.:Leukokinetic studies. I.A method for labeling leukocytes with diisopropylfluorophosphate (DFP 32).Blood 14,303(1959).

[7] ATHENS,J.W.,RAAB,S.O.,HAAB,O.P.,BOGGS,D.R.,ASHENBRUCKER, H.,CARTWRIGHT,G.E.and WINTROBE,M.M.:Leukocyte kinetic studies. X.Blood granulocyte kinetics in chronic myelocytic leukemia. J.Clin.Invest.44,765(1965).

[8] BAKER,R.J.,ROZOLL,D.D.and MEYER,K.:The use of surface area as a basis for establishing normal blood volume. Surg.Gynec.Obstet.104,183(1957).

[9] BALNER,H.:Identificytion of peritoneal macrophages in mouse radiation chimeras.Transplantation I,217(1963).

[10] BANDMANN,H.J.:Beitrag zur Histopathologie allergischer epicutaner Testreaktionen.Hautarzt 11,258,310,355,393 (1960).

[11] BANDMANN,H.J.:Monozyten bei experimentellem Kontaktekzem.Hautarzt 18,122(1967).

[12] BENNET,W.E.and COHN,Z.A.:The isolation and selected properties of blood monocytes.J.Exp.Med.123,145(1966).

[13] BERTALANFFY,F.D.:Respiratory tissue:Structure,histopathology,cytodynamics.Part I.Review and basic cytomorphology.PartII.New approaches and interpretations In: Int.Rev.of Cytology(Eds.:Bourne,G.H.and Danielli,J.F.) Academic Press,New York,London,16,233 and 17,213(1964).

[14] BIERMAN,H.R.and HOOD,J.E.:Stimulation of granulocytopoiesis in the mouse marrow.Blood 34,845(1969).

[15] BLOCK,D.P.and GODMAN,G.C.:A microspectrophotometric study of the synthesis of DNA and nuclear histone.J. biophys.biochem.Cytol.1,17(1955).

[16] BOAK,J.L.,CHRISTIE,G.H.,FORD,W.L.and HOWARD,J.G.:Pathways in the development of liver macrophages:alternative precursors contained in populations of lymphocytes and bone marrow cells.Proc.Roy.Soc.B.169,307(1968).

[17] BOGGS,D.R.:The kinetics of neutrophilic leukocytes in health and in disease.Semin.Hemat.4,359(1967).

[18] BOLL,J.:Granulocytopoese unter physiologischen und pathologischen Bedingungen.Springer,Berlin,Heidelberg, New York(1966).

[19] BOLL,J.:Persönliche Mitteilung (1971).

[20] BOLL,J.T.Mand RUCHS,G.:A kinetic model of granulocytopoiesis.Exp.Cell Res.61,147(1970).

[21] BOLL,J.T.M.,MERSCH,G.F.M.and MERSCH,F.:Morphological aspects of the kinetically inactive human neutrophilic granulocytopoiesis.Proc.Soc.exp.Biol.Med.135,188(1970).

[22] BOND,V.P.,CRONKITE,E.P.,FLIEDNER,T.M.and SCHORK,P.: Desoxyribonucleic acid synthesizing cells in peripheral blood of normal human beings.Science 128,202(1958).

[23] BOWDEN,D.H.,ADAMSON,J.Y.R.,GRANTHAM,W.G.and WYATT,J.P.: Origin of the lung macrophage.Exidence derived from radiation injury.Arch.Path.88,540(1969).

[24] BOWDEN,D.H.,DAVIES,E.and WYATT,J.P.:Cytodynamics of pulmonary alveolar cells in the mouse.Arch.Path.86,667 (1968).

[25] BØYUM,A.,CARSTEN,A.L.,LAERUM,O.D.and CRONKITE,E.P.: Kinetics of cell proliferation of murine bone marrow cells cultured in diffusion chambers:Effect of hypoxia, bleeding,erythropoetin injections,polycythemia,and irradiation of the host.Blood 40,174(1972).

[26] BRADLEY,T.R.and METCALF,D.:The growth of mouse bone marrow cells in vitro.Aust.J.Exp.Biol.Med.Sci.44,287(1966).

[27] BRAUN-FALCO,O.und BURG,G.:Das entzündliche Infiltrat bei Psoriasis vulgaris.Eine cytochemische Untersuchung. Arch.klin.exp.Derm.236,297(1970).

[28] BRAUN-FALCO,O.und BURG,G.:Histochemische und cytochemische Untersuchungen bei der allergischen DNCB-Kontaktdermatitis des Meerschweinchens.Arch.klin.exp.Derm. 239,307(1970).

[29] BRAUNSTEINER,H.et SCHMALZL,F.:Etude cytochimique des monocytes.Mise en evidence d'une esterase caracteristique.Nouv.Rev.franc.Hemat.8,289(1968).

[30] BRUBAKER,L.H.and EVANS,W.H.:Separation of granulocytes, monocytes,lymphocytes,erythrocytes and platelets from human blood and relative tagging with diisopropylfluo-

rophosphate(DFP).J.Lab.Clin.Med.73,1036(1969).

[31] BRUBAKER,L.H.,SPIVAK,J.L.and PERRY,S.:Nonequivalence of 3H-and 32P-labeled diisopropylfluorophosphate for the study of granulocyte kinetics.J.Lab.Clin.Med.72, 747(1968).

[32] BRUCE,W.R.and Mc CULLOCK,E.A.:The effect of erythropoietic stimulation on the hemopoietic colony-forming cell of mice.Blood 23,216(1964).

[33] BRÜCHER,H.:The monocytes.In:The Physiology and Pathology of Leukocytes (Eds.Braunsteiner,E.and Zucker-Franklin,D.),Grune and Stratton,New York,London,P.91(1962).

[34] BÜCHNER,Th.:Entzündungszellen im Blut und im Gewebe. Veröffentlichungen aus der morphologischen Pathologie. Heft 86.G.Fischer,Stuttgart(1971).

[35] BÜCHNER,Th.,JUNGE-HÜLSING,G.,WAGNER,H.,MÜLLER,U.St.u. HAUSS,W.H.:Zur hämatogenen Herkunft von Zellen des Granulationsgewebes.(Zellkinetische autoradiographische Studie am Fremdkörpergranulom und der Wundheilung bei der Ratte.) Verh.dtsch.Ges.Inn.Med.76,514(1970).

[36] CARREL,A.and EBELING,A.H.:The fundamental properties of the fibroblast and the macrophage.II.The macrophage. J.exp.Med.44,285(1926).

[37] CARTWRIGHT,G.E.,ATHENS,J.W. and WINTROBE,M.M.:The kinetics of granulocytopoiesis in normal man.Blood 24,780 (1964).

[38] CHEN,M.G.and SCHOOLEY,J.C.:Effects of ionizing radiation and vinblastine on the proliferation of peritoneal macrophage precursors in the mouse.Radiat.Res.141,623 (1970).

[39] CHEN,M.G. and SCHOOLEY,J.C.:Recovery of proliferative capacity of agar colony-forming cells and spleen colony-forming cells following ionizing radiation or vinblastine.J.cell.Physiol.175,89(1970).

[40] CLIFF,J.W.:The behaviour of macrophages labeled with colloidal carbon during normal healing in rabbit ear chambers.Quart.J.exp.Physiol.51,112(1966).

[41] COHEN,J.A.and WARRINGA,M.G.P.J.:The fate of 32P-labeled diisopropylfluorophosphate in the human body and its use as a labeling agent in the study of the turnover of blood plasma and red cells.J.Clin.Invest.33,459(1954).

[42] COHN,Z.A.:The structure and function of monocytes and macrophages.Advanc.Immunol.9,163(1968).

[43] CRONKITE,E.P.:Enigmas underlying the study of hemopoietic cell proliferation.Fed.Proc.23,649(1964).

[44] CRONKITE,E.P.:Kinetics of granulocytopoiesis.Paper presented at the Gesellschaft für Nuklearmedizin,Freiburg (Breisgau),BRD.To be published in their Proceedings (1972).

[45] CRONKITE,E.P.and VINCENT,P.C.:Granulocytopoiesis. Ser.Haemat.2,3(1969).

[46] CRONKITE,E.P.,BOND,V.P.,FLIEDNER,T.M.and KILLMAN,S.A.: The use of tritiated thymidine in the study of haematopoietic cell proliferation.In:Ciby Foundation Symp.on Haemopoiesis(Westenholme,G.E.W.and O'Connor,M.Eds.), J.&A.Churchill Ltd.,London,p.70(1960).

[47] CRONKITE,E.P.,FLIEDNER,T.M.,BOND,V.P.and RUBINI,J.R.: Dynamics of hemopoietic proliferation in man and mice studied by H3-thymidine incorporation into DNA.Ann.N.Y. Acad.Sci.77,803(1959).

[48] CRONKITE,E.P.,FLIEDNER,T.M.,RUBINI,J.R.,BOND,V.P.and HUGHES,W.L.:Dynamics of the proliferating cell system of man studied with tritiated thymidine.J.Clin.Invest.37, 887,(1958).

[49] CRONKITE,E.P.,FLIEDNER,T.M.,STRYCKMANS,P.,CHANANA,A.D., CUTTNER,J.and RAMOS,J.:Flow patterns and rates of human erythropoiesis and granulocytopoiesis.Ser.Haemat.5,51 (1965).

[50] Mc CULLOCH,E.A.and TILL,J.E.:Cellular interactions in the control of hemopoiesis.In:Stohlman,F.Jr.(Ed.): Hematopoietic Cellular Proliferation.Grune & Stratton, New York(1970),p.15.

[51] DONOHUE,D.M.,REIFF,R.H.,HANSON,M.L.,BETSON,Y.and FINCH, C.A.:Quantitative measurement of erythrocytic and granulocytic cells of the marrow and blood.J.Clin.Invest. 37,1571(1958).

[52] DORNFEST,B.S.,LO BUE,J.,HANDLER.E.S.,GORDON,A.S.and QUASTLER,M.:Mechanisms of leukocyte production and release. II.Factors influencing release from isolated perfused rat legs.J.Lab.clin.Med.60,777(1962).

[53] EBBE,S.:Megakaryocytopoiesis and platelet turnover. Ser.Haemat.1/2,65(1968).

[54] EBERT,R.H.and FLOREY,H.W.:The extravascular development of the monocyte observed in vivo.Brit.J.exp.Path.20, 342(1939).

[55] EDWARDS,J.L.and KLEIN,R.E.:Cell renewal in adult mouse tissues.Am.J.Pathol.38,a37(1961)

[56] ELIOT,G.:The origin of the phagoytic cells in the rabbit.Bull.J.Hopk.Hosp.39,149(1926).

[57] ELVES,M.W.:The lymphocytes.Lloyd-Luke(Medical Books)Ltd., London(1966).

[58] FAKUDA,T.,HIROSHI,O.and MIYASAKA,A.:Nature of the leukocytosis-inducing factor in plasma.Nature(Lond.)188,860 (1960).

[59] FISCHER,R.und SCHMALZL,F.:Über die Hemmbarkeit der Esteraseaktivität in Blutmonozyten durch Natriumfluorid. Klin.Wschr.42,751(1964)

[60] FLIEDNER,T.M.,CRONKITE,E.P.and BOND,V.P.:Potentialities and limitations of 3H-thymidine labeling of hemopoietic cell systems in the study of their dynamics of proliferation.Paper No.62,In:Proc.8th Congress European Soc. Haematol.,Vienna.Karger,New York-Basel,(1961).

[61] FLIEDNER,T.M.,CRONKITE,E.P.und BOND,V.P.:Das Studium der Proliferationsdynamik der Myelopoese unter Verwendung der Einzelzellautoradiographie.Folia haemat.N.F.6, 210(1961).

[62] FLIEDNER,T.M.,CRONKITE,E.P.,KILLMAN,S.A.and BOND,V.P.: Granulocytopoiesis.II.Emergence and pattern of labeling of neutrophilic granulocytes in humans.Blood24,683(1964).

[63] FLIEDNER,T.M.,CRONKITE,E.P.and ROBERTSON,J.S.: Granulocytopoiesis.I.Senescence and random loss of neutrophilic granulocytes.Blood 24,402(1964).

[64] FLIEDNER,T.M.,LAEGER,F.und CRONKITE,E.P.:Zellkinetische Untersuchungen an Blutmonozyten.In:Brücher,H.(Hrsg.). Der Blutmonozyt,S.39.J.F.Lehmanns,München(1969).

[65] FORBES,I.J.and MACHANESS,G.B.:Mitosis in macrophages. Lancet II,1203(1963)

[66] FREY,J.R.,STUDER,A.:Cortison und experimentelles Kontaktekzem mit Dinitrochlorbenzol am Meerschweinchen. Dermatologica(Basel) 103,65(1951).

[67] FUKUDA,T.and MATS MOTO,O.:Endogenous factors to bacterial endotoxin.Jap.J.Physiol.9,274(1959).

[68] v.FURTH,R.:Origin and kinetics of monocytes and macrophages.Seminars in Hematology 7,125(1970).

[69] v.FURTH,R.:The origin and turnover of promonocytes,monocytes and macrophages in normal mice.In:v.Furth,R.(Ed.), Mononuclear Phagocytes.Blackwell,Oxford-Edinburgh(1970).

[70] v.FURTH,R.and COHN,Z.A.:The origin and kinetics of mononuclear phagocytes.J.exp.Med.128,415(1968).

[71] v.FURTH,R.and DIESSELHOFF-den DULK,M.M.C.:The kinetics of promonocytes and monocytes in the bone marrow. J.exp.Med.132,813(1970).

[72] v.FURTH,R.FEDORKO,M.E.and HIRSCH,J.G.:Morphology and peroxydase cytochemistry of mouse promonocytes,monocytes, and macrophages.J.exp.Med.128,415(1968).

[73] GILLMAN,T.and WRIGHT,L.J.:Probably in vivo origin of multi-nucleated giant cells from circulating mononuclears.Nature(Lond.)209,263(1966).

[74] GOODMAN,J.W.:On the origin of peritoneal fluid cells. Blood 23,18(1964).

[75] GORDON,S.A.:Biochemical mechanisms underlying hematopoietic cell differentiation.In:Stich,W.und Rubenstroth-Bauer(Eds.)Hämatologie und Bluttransfusion. Blut,Suppl.9,S.7(1970).

[76] GORDON,A.S.,HANDLER,E.S.,SIEGEL,C.D.,DORNFEST,B.S.and LOBUE,J.:Plasma factors influencing leukocyte release in rats.Ann.N.Y.Acad.Sci.113,766(1964).

[77] GRAUMANN,W.:Zur Standardisierung des Schiffschen Reagenzes.Z.wiss.Mikr.61,225(1953).

[78] HARRIS,E.B.,KUNIK,S.D.and KIBLER,R.:The measurement of DNA synthesis time in bone marrow cells of germfree and conventional mice by double labeling technique. In:Radioisotope in Klinik und Forschung 8,291(1968).

[79] HILSCHER,W.und MAURER,W.:Autoradiographische Bestimmung der Dauer der DNS-Verdopplung und ihres zeitlichen Verlaufs bei Spermatogonien der Ratte durch Doppelmarkierung mit 14C-und 3H-Thymidin.Naturwissenschaften 49,352(1962).

[80] HIRSCH,J.G.and FEDORKO,M.E.:Morphology of mouse mononuclear phagocytes.In:v.Furth,R.(Ed.),Mononuclear phagocytes,Blackwell,Oxford-Edinburgh(1970).

[81] HODGSON,G.:Aplicación de la teoría de control al estudio de la eritropoyesis.Sangre 13,241(1968).

[82] HOWARD,J.G.,BOAK,J.L.and CHRISTIE,G.H.:Further studies on the transformation of thorcic duct cells into liver macrophages.Ann.N.Y.Acad.Sci.129,327(1966).

[83] HOWARD,J.G.,CHRISTIE,G.H.,BOAK,J.L.and KINSKY,R.G.: Peritoneal and alveolar macrophages derived from lymphocyte populations during graft-versus-host reaction.Brit.J.Exp.Path.50,448(1969).

[84] HUBER,H.und FUDENBERG,H.H.:Die immunologische Funktion von Monozyten und Makrophagen.Klin.Wschr.47,1061(1969).

[85] HUGHES,W.L.,BOND,V.P.,BRECHER,G.,CRONKITE,E.P.,PAINTER, R.B.,QUASTLER,H.and SHERMAN,F.G.:Studies with tritiated thymidine on cell renewal in mice.Proc.Natl.Acad.Sci. 44,476(1958).

[86] ICHIKAWA,Y.,PLUZNIK,D.H.and SACHS,L.:In vitro control of the development of macrophage and granulocyte colonies.Proc.Natl. Acad.Sci.56,488(1966).

[87] KAPLOW,L.S.:Simplified myeloperoxydase stain using bencidine dihydrochloride.Blood 26,215(1965).

[88] KATZ,R.,GORDON,A.S.and LAMPIN,D.M.:Mechanisms of leukocyte production and release.IV.Studies on purification of the leukocytosis inducing factor.Res.J.reticuloendoth.Soc.3,103(1966).

[89] KELLY,L.S.,BROWN,B.A.and COBSON,E.L.:Cell division and phagocytic activity in liver reticulo-endothelial cells. Proc.Soc.Exp.Biol.and Med.110,555(1962).

[90] KESSE,M.,HARRIS,E.B.and GYFTAKI,E.:Autoradiography of 3H-and 14C-thymidine in bone marrow by a double-emulsion technique.In:Radioisotopic Sample Measurement Techniques in Medicine and Biology.IAEA,Vienna p.537(1965).

[91] KILLMANN,S.A.:Proliferative activity of blast cells in leukemia and myelofibrosis.Acta med.scand.178,263(1965).

[92] KILLMANN,S.A.:The kinetics of leukemia blast cells in man.Ser.Haemat.1,38(1968).

[93] KILLMANN,S.A.:Acute leukemia:development,remission, relapse pattern,relationship between normal and leukemic hemopoiesis,and 'sleeper-to feeder' stem cell hypothesis.Sem.Haemat.1,103(1968).

[94] KING-SMITH,E.A.and MORELEY,A.:Computer simulation of granulocytopoiesis:normal and impaired granulocytopoiesis.Blood 36,254(1970).

[95] KINSKY,R.G.,CHRISTIE,G.H.,ELSON,J.and HOWARD,J.G.: Extra-hepatic derivation of Kupffer cells during oestrogenic stimulation of parabiosed mice.Brit.J.exp. Path.50,438(1969).

[96] KIRK,J.,ORR,J.S.and HOPE,C.S.:A mathematical analysis of red blood cell and bone marrow stem cell control mechanisms.Brit.J.Haemat.15,35(1968).

[97] KIYONO,K.:Die vitale Karminspeicherung.Ein Beitrag zur Lehre von der vitalen Färbung mit besonderer Berücksichtigung der Zelldifferenzierung im entzündeten Gewebe.G.Fischer,Jena(1914).

[98] KOSUNEN,T.U.,WAKSMAN,B.H.,FLAX,M.H.and TIHEN,W.S.: Autoradiographic study of cellular mechanism in delayed hypersensitivity.I.Delayed reactions to tuberculin and purified proteins in the rat and guinea pig. Immunology 6,276(1963).

[99] KURTH,D.,ATHENS,J.W.,CRONKITE,E.P.,CARTWRIGHT,G.E.and WINTROBE,M.M.:Leukokinetic studies.V.Uptake of tritiated diisopropylfluorophosphate by leukocytes.Proc.Soc. exp.Biol.Med.107,1422(1961).

[100] LANGEVOOT,H.L.,COHN,Z.A.,HIRSCH,J.G.,HUMPHREY,J.H., SPECTOR,W.G.and van FURTH,R.:The nomenclature of mononuclear phagocytic cells.Proposal of a new classifacation.In:R.v.Furth,Ed.,Mononuclear phagocytes. Blackwell,Oxford-Edinburgh,p. 1(1970).

[101] LEDER,L.D.:Der Nachweis der Naphthol-AS-D-Chloroazetat-Esterase und seine Bedeutung für die histologische Diagnostik.Verh.dtsch.Ges.Path.48,317(1964).

[102] LEDER,L.D.:Fermentcytochemische Untersuchungen zur Herkunft des Blutmonozyten.Klin.Wschr.44,25(1966).

[103] LEDER,L.D.:The origin of blood monocytes and macrophages.Blut 16,86(1967).

[104] LEDER,L.D.:Der Blutmonozyt.Springer,Berlin-Heidelberg New York(1967).

[105] LIDEN,S.:The mononuclear-cell infiltrate in allergic contact dermatitis.Acta path.microbiol.scand.70,58 (1967).

[106] LÖFFLER,H.:Cytochemischer Nachweis von unspezifischer Esterase in Ausstrichen.Beiträge zur Technik und Ergebnisse im Blutausstrich des Menschen.Klin.Wschr. 39,1220(1961).

[107] LOEWI,G.:Experimental immune inflammation in the synovial membrane.II.The origin and local activity of inflammatory cells.Immunology 17,489(1969).

[108] MARITZ,J.S.,STANLEY,E.R.,YEO,G.F.and METCALF,D.:A model of haemopoietic cell colony formation.Biometrics 28,801(1972).

[109] MARSH,J.C.,BOGGS,D.R.,CARTWRIGHT,G.E.and WINTROBE,M.M.: Neutrophilic kinetics in acute infection. J.Clin.Invest.46,1943(1967).

[110] MAUER,A.M.and FISHER,V.:Characteristics of cell proliferation in four patients with untreated acute leukemia.Blood 28,428(1966).

[111] MAXIMOW,A.:Bindegewebe und blutbildendes Gewebe. In:Handbuch der mikroskopischen Anatomie des Menschen. Bd.II/1,232.Springer,Berlin(1927).

[112] MESSNER,H.,FLIEDNER,T.M.and CRONKITE,E.P.:Kinetics of erythropoietic cell proliferation in pernicious anemia.Ser.Haemat.2,44(1969).

[113] METCALF,D.:Transformation of granulocytes to macrophages in bone marrow colonies in vitro. J.Cell.Physiol.77,277(1971).

[114] METCALF,D.,BRADLEY,T.R.and ROBINSON,W.:Analysis of colonies developing in vitro from mouse bone marrow cells stimulated by kidney feeder layers of leukemic serum.J.Cell.Physiol.69,93(1967).

[115] METCALF,D.and MOORE,M.A.S.:Haematopoetic cells.North Holland Publishing Comp.,Amsterdam-London(1971).

[116] METCHNIKOFF,E.:Über die phagozytäre Rolle der Tuberkelriesenzellen.Virchow's Arch.path.Anat.113,63(1888).

[117] METCHNIKOFF,E.:Leçons sur la pathologie comparee de l'inflammation.Masson et Cie,Paris(1892).

[118] MEURET,G.:Unveröffentlichte Befunde.

[119] MEURET,G.:Monozytopoese und Kinetik der Blutmonozyten beim Menschen.Blut 24.337(1972).

[120] MEURET,G.,DJAWARI,D.,BERLET,R.and HOFFMANN,G.:Kinetics, cytochemistry and DNA-synthesis of blood monocytes in man.In:Di Luzio,N.R.(Ed.)The reticuloendothelial system and immune phenomena,Plenum press,New York (1971),p.33.

[121] MEURET,G.und FLIEDNER,T.M.:Zellkinetik der Granulozytopoese und des Neutrophilensystems bei einem Fall von zyklischer Neutropenie.Acta Haemat.(Basel)43,48 (1970).

[122] MEURET,G.,FLIEDNER,T.M.und JANSSEN,U.:Untersuchungen zum Zellumsatz der Blutmonozyten beim Menschen. In:Hoffmann,G.und Ladner,H.A.(Hrsg.)Radioisotope in Pharmakokinetik und klinischer Biochemie.S.549. Schattauer,Stuttgart,New York(1970).

[123] MEURET,G.and HOFFMANN,G.:Monocyte kinetic studies in normal and disease states.Brit.J.Haemat.24.275(1973).

[124] MEURET,G.,HOFFMANN,G.,FLIEDNER,T.M.,RAU,M.,OEHL,S., WALZ,R.,and A.v.KLEIN-WISENBERG:Neutrophil kinetics in man.Studies using autotransfusion of 3HDFP labeled blood cells and autoradiography.Blut 26,97(1973).

[125] MEURET,G.,MARWEDEL,A.and BRAND,E.T.:Makrophagenrekrutierung aus Blutmonozyten bei Entzündungsreaktionen der Haut.Arch.Derm.Forsch.245,254(1972).

[126] MEURET,G.,RAU,M.,KASTEN,B. und HOFFMANN,G.:Kinetik der Blutmonozyten beim hämatologisch gesunden Menschen. Nuc-compact 1,70(1971).

[127] MEURET,G.und SÜDHOFF,A.:Zytochemische und zellkinetische Untersuchungen bei einer chronischen Erkrankung des Monozytensystems.Blut 24,226(1972).

[128] MILSUM,J.H.:Biological Control Systems Analysis. McGraw-Hill,New York(1966).

[129] MIMS,C.A.The peritoneal macrophages of mice. Brit.J. exp.Path.45,37(1963).

[130] MOORE,R.D.and SCHOENBERG,M.D.:Alveolar lining cells and pulmonary reticuloendothelial system of the rabbit. Amer.J.Path.45, 91(1964).

[131] MORLEY,A.A.:A platelet cycle in healthy individuals. Aust.Ann.Med.18,127(1969).

[132] MORLEY,A.A.:Letter to the editor,Blood 41,329(1973).

[133] MORLEY,A.A.,KING-SMITH,E.A.and STOHLMAN,F.,Jr.:The oscillatory nature of hemopoiesis.In:Stohlman,F.,Jr. (Ed.)Hemopoietic Cellular Proliferation.Grune & Stratton,p.3,New York(1970).

[134] MORLEY,A.,RICKARD,K.A.,HOWARD,D.and STOHLMAN,F.,Jr.: Studies on the regulation of granulopoiesis.IV.Possible humoral regulation.Blood 37,14(1971).

[135] MORLEY,A.and STOHLMAN,F.,Jr.:Erythropoiesis in the dog: The periodic nature of the steady state.Science 165, 1025(1969).

[136] MORLEY,A.and STOHLMAN,F.Jr.:Studies on the regulation of granulopoiesis.I.The response to neutropenia.Blood 35,312(1970).

[137] MYRVIK,Q.N.,LEAKE,E.S.and OSHIMA,S.:A study of macrophages and epitheloid-like cells from granulomatous (BCG-induced)lungs of rabbits.J.Jmmunol.89,745(1963).

[138] NAEGELI,D.:Lehrbuch der Blutkrankheiten und der Blutdiagnostik.Springer-Verlag,Berlin(1931).

[139] NELSON,D.S.:Macrophages and immunity.Wiley,New York (1969).

[140] NICOL,T.and BILBEY,D.L.J.:Elimination of macrophage cells of the reticulo-endothelial system by way of the bronchial tree.Nature(London)182,192(1958).

[141] NORTH,R.J.:The mitotic potential of fixed phagocytes in the liver as revealed during the development of cellular immunity.J.exp.Med.130,315(1969).

[142] ODARTCHENKO,N.,COTTIER,H.,FEINENDEGEN,L.E.and BOND,V.P.: Evaluation of mitotic time in-vivo,using tritiated thymidine as a cell marker:Successive labeling with time of separate mitotic phases.Exper.Cell.Res.35,402 (1964).

[143] ODELL,T.T.,Jr.,JACKSON,C.W.,FRIDAY,T.J.and CHARSHA,D. E.:Effect of thrombocytopenia on megakaryocytopoiesis. Brit.J.Haemat.17,91(1969).

[144] OSGOOD,E.E.,TIVEY,H.,DAVISON,K.B.,SEAMAN,A.J.and LI,J.G.:The relative rates of formations of new leukocytes in patients with acute and chronic leukemias: measured by the uptake of radioactive phosphorus in the isolated desoxyribonucleic acid.Cancer.N.Y.5,331 (1952).

[145] PARAN,M.,ICHIKAWA,Y.and SACHS,L.:Feedback inhibition of the development of macrophage and granulocyte colonies.II.Inhibition by granulocytes.Proc.Nat.Acad,Sci. USA 62,81(1969).

[146] PINKETT,M.O.,COWDREY,C.R.and NOWELL,P.C.:Mixed hematopoietic and pulmonary origin of "alveolar macrophages" as demonstrated by chromosome markers.Am.J.Path. 48,859(1966).

[147] QUEISSER,W.,SANDRITTER,W.u.LENNERT,K.:Cytophotometrische Untersuchungen an Histiozyten,Epitheloidzellen und Langhans'schen Riesenzellen bei Sarkoidose des Lymphknotens.Virch.Arch.Abt.B.Zellpath.I,49(1968).

[148] QUEISSER,W.,SPIERTZ,E.,JOST,E.und HEIMPEL,H.:Vergleichende morphologische und zytophotometrisch autoradiographische Untersuchungen der menschlichen Erythropoese.Z.Zellforsch.116,523(1971).

[149] REBUCK,J.W.and CROWLEY,J.H.:A method of studying leukocytic function in vivo.Ann.N.Y.Acad.Sci.59,757(1955).

[150] RICKARD,K.A.,MORLEY,A.,HOWARD,D.and STOHLMAN,F.,Jr.: The in vitro colony-forming cell and the response to neutropenia.Blood 36,6(1970).

[151] ROBINSON,W.A.,STANLEY,E.R.and METCALF,D.:Stimulation of bone marrow colony growth in vitro by human urine. Blood 33,396(1969).

[152] ROHR,K.:Blut-und Knochenmarksmorphologie der Agranulocytosen.Folia haemat.(Lpz.)55,305(1936).

[153] ROHR,K.:Das menschliche Knochenmark.G.Thieme Verlag, Stuttgart,S.314(1960).

[154] RONDANELLI,E.G.,MAGLIULO,E.,GIRALDI,A.and CARCO,F.P.: In vitro studies of normal and phytohemagglutinin stimulated cells.Blood 30,557(1967).

[155] ROSER,B.:The distribution of intravenously injected peritoneal macrophages in the mouse.Aust.J.Exp.Biol. Med.Sci.43,553(1965).

[156] ROSER,B.:The distribution of intravenously injected Kupffer cells in the mouse.J.Reticuloendothel.Soc. 5,455(1968).

[157] ROSER,B.:The origin,kinetics and fate of macrophage populations.J.Reticuloendothel.Soc.8,139(1970).

[158] ROULET,F.:Die infektiösen "spezifischen" Granulome. In:Handbuch der allgemeinen Pathologie,Bd.VII/1, Springer,Berlin-Göttingen-Heidelberg(1956).

[159] RUBINI,J.R.,BOND,V.P.,KELLER,S.,FLIEDNER,T.M.and CRONKITE,E.P.:DNA synthesis in circulation blood leukocytes labeled in vitro with 3H-thymidine. J.Lab.Clin.Med.58,751(1961).

[160] RUSSELL,P.and ROSER,B.:The distribution and behavior of intravenously injected pulmonary alveolar macrophages in the mouse.Aust.J.Exp.Biol.Med.Sci.44,629(1966).

[161] RYAN,G.B.:The origin and sequence of the cells found in the acute inflammatory response.Aust.J.Exp.Biol. Med.Sci.45,149(1967).

[162] RYAN,G.B.and SPECTOR.W.G.:Natural selection of long-lived macrophages in experimental granulomata.J.Path. 99,139(1969).

[163] RYTOMAA,T.and KIVINIEMI,K:Regulation systems of blood cell production.In:Teir,H.and Rytomaa,T.(Eds.):Control of Cellular Growth in Adult Organisms,New York, Academic Press,p.106(1967).

[164] RYTOMAA,T.and KIVINIEMI,K.:Control of granulocyte production.I.,II.Chalone and antichalone,two specific humoral regulators.Cell Tissue Kinet.1,329,341(1968).

[165] SCHILLING,V.:Der Monozyt in trialistischer Auffassung und seine Bedeutung im Krankheitsbilde.Med.Klin. 22,563(1926).

[166] SCHMALZL,F.und BRAUNSTEINER,H.:Zur Herkunft der Monozyten.Wiener Zeitschr.Inn.Med.48,31(1967).

[167] SCHMALZL,F.und BRAUNSTEINER,H.:On the origin of monocytes.Acta haemat.39,177(1968).

[168] SCHMALZL,F.und BRAUNSTEINER,H.:Zytochemische Darstellung von Esteraseaktivitäten in Blut-und Knochenmarksaus-

strichen.Klin.Wschr.46,642(1968).

[169] SCHMALZL,F.and BRAUNSTEINER,H.:The cytochemistry of monocytes and macrophages.Ser.Haemat.3,93(1970).

[170] SCHMALZL,F.,HUBER,H.,ASAMER,H.,ABBREDERIS,K.und BRAUNSTEINER,H.:Cytochemical and immunological investigations on the source and functional changes of mononuclear cells in skin window exudates.Blood 34,129(1969).

[171] SCHMALZL,F.,HUBER,C.and BRAUNSTEINER,H.:Demonstration of proliferating monocytic precursors by the combination of cytochemical and autoradiographic methods. Klin.Wschr.47.887(1969).

[172] SHNITKA,F.K.and SELIGMAN,A.M.:Role of esteratic inhibition on localization of esterase and simultaneous cytochemical demonstration of inhibitor sensitive and resistant enzyme species.J.Histochem.Cytochem. 9,504(1961).

[173] SHORTER,R.G.,TUTUS,J.L.and DIVERTIE,M.B.:Cell turnover in the respiratory tract.Dis.of Chest 46,138(1964).

[174] SILVERMAN,L.and SHORTER,R.G.:Histogenesis of the multinucleated giant cell.Laborat.Invest.12,985(1963).

[175] SIMPSON,M.E.:The experimental production of macrophages in the circulating blood.J.Med.Research 34,77(1922).

[176] SPECTOR,W.G.:The macrophage in inflammation.Ser. Haemat.3,132(1970).

[177] SPECTOR,W.G.and HEESON,N.:The production of granulomata by antigen/antibocy complexes.J.Path.98,31(1969).

[178] SPECTOR,W.G.,HEESON,N.and STEVENS,J.E.:Factors influencing chronicity in inflammation of the rat skin. J.Path.Bact.96,203(1968).

[179] SPECTOR,W.G.and LYKKE,A.W.J.:The cellular evolution of inflammatory granulomata.J.Path.Bact.92,163(1966).

[180] SPECTOR,W.G.and RYAN,G.B.:New evidence for the existence of long-lived macrophages.Nature(Lond.)221,51,83,860 (1969).

[181] SPECTOR,W.G.,WALTERS,M.N-J.and WILLOUGHBY,D.A.: The origin of the mononuclear cell in inflammatory exsudates induced by fibrinogen.J.Path.Bact.90,181 (1965).

[182] SPECTOR,W.G.and WILLOUGHBY ,D.A.:The origin of mononuclear cells in chronic inflammation and tuberculin reactions in the rat.J.Path.Bact.96,389(1968).

[183] SPRITZER,A.A.and WATSON,J.A.:The measurement of ciliary clearance in the lungs of rats.Health Phys.10,1093 (1964).

[184] SPRITZER,A.A.,WATSON,J.A.,AULD,J.A.and GUETTNOFF,M.A.: Pulmonary macrophage clearance.The hourly rates of

transfer of pulmonary macrophages to the oropharynx of the rat.Arch.Environ.Health Chicago 17,726(1968).

[185] STOHLMAN,F.Jr.,BRECHER,G.and MOORES,R.R.:Humoral regulation of erythropoiesis VIII.The kinetics of red cell production and the effect of erythropoetin. In:Jacobson,L.O.and Doyle,M.(Eds.): Erythropoiesis.Grune & Stratton, New York,p.162(1962).

[186] STRYCKMANS,P.A.,CRONKITE,E.P.,FACHE,J.,FLIEDNER,T.M. and RAMOS,J.:DNA synthesis time of erythropoietic and granulopoietic cells in human beings. Nature(London)211,717(1966).

[187] THOMAS,J.A.:Conception du systeme reticulo-histiocytaire:la regulation de l'etat histiocytaire et la specificite cellulaire.Rev.Hemat.4,639(1949).

[188] TREPEL,F.und BEGEMANN,H.:On the origin of macrophages in the rat.Brit.J.exp.Path.46,62(1965).

[189] TURK,J.L.,HEATHER,C.J.,DIENGDOH,J.V.:A histochemical analysis of mononuclear cell infiltrates of the skin with particular reference to delayed hypersensivity in the guinea pig.Int.Arch.Allergy 29,278(1966).

[190] UNANUE,E.R.and CEROTTINI,J.C.:The function of macrophages in the immune response.Sem.Hemat.7,225(1970).

[191] UNGAR,J.Jr.and WILSON,G.R.:Monocytes as a source of alveolar phagocytes.Amer.J.Path.11,681(1935).

[192] VEJLENS,G.:The distribution of leukocytes in the vascular system.Acta Microbiol.Scand.Suppl.33(1938).

[193] VINCENT,P.C.,CRONKITE,E.P.,GREENBERG,M.L.,KIRSTEN,C., SCHIFFER,L.M.and STRYCKMANS,P.A.:Leukocyte kinetics in chronic myeloid leukemia:I.DNA synthesis time in blood and marrow myelocytes.Blood 33,843(1969).

[194] VIROLAINEN,M.:Hematopoietic origin of macrophages as studied by chromosome markers in mice. J.exp.Med.127,943(1968).

[195] VIROLAINEN,M.and DEFENDI,V.:Ability of haematopoietic spleen colonies to form macrophages in vitro. Nature(London)217,1069(1968).

[196] VOLKMAN,A.:The origin and turnover of mononuclear cells in peritoneal exudates in rats.J.exp.Med. 124,2411(1966).

[197] VOLKMAN,A.:The production of monocytes and related cells.Haemat.lat.(Milano)10,61(1967).

[198] VOLKMAN,A.:The origin and fate of the monocyte. Ser.Haemat.3,62(1970).

[199] VOLKMAN,A.and GOWANS,J.L.:The production of macrophages in the rat.Brit.J.exp.Path.46,50(1965).

[200] VOLKMAN,A.and GOWANS,J.L.:The origin of macrophages from bone marrow in the rat.Brit.J.exp.Path.46,62 (1965).

[201] WACHSTEIN,M.and WOLF,G.:The histochemical demonstration of esterase activity in human blood marrow smears. J.Histochem.Cytochem.6,457(1958).

[202] WARNER,H.R.and ATHENS,J.W.:An analysis of granulocyte kinetics in blood and bone marrow.Ann.New York Acad. Sc.113,523(1964).

[203] WARNER,N.L.,MOORE,M.A.S.and METCALF,D.:A transplantable myelomonocytic leukemia in BALB/c mice:Cytology, karyotype and muramidase content.J.Natl.Canc.Inst. 43,963(1969).

[204] WHITELAW,D.M.:The intravascular life span of monocytes. Blood 28,445(1966).

[205] WHITELAW,D.M.,BELL,M.F.and BATHO,H.F.:Monocyte kinetics:observations after pulse labeling. J.Cell.Physiol.72,65(1968).

[206] WICKRAMSINGHE,S.N.and MOFFATT,B.:Observations on cell proliferation in human myelocytes.Acta Haematol. 46,193(1971).

[207] WIENER,E.:DNA-synthesis in peritoneal mononuclear leukocytes.Exp.Cell Research 45,450(1967).

[208] WIENER,J.,LATTES,R.G.and SHAPIRO,D.:An electron microscopic study of leukocyte emigration and vascular permeability in tuberculin sensitivity.Amer.J.clin. Path.50,485(1967).

[209] WIMPER,D.E.and QUASTLER,H.:A 14C-and 3H-thymidine double lebeling technique in the study of cell proliferation in tradescantia root tips.Exp.Cell Res.30,8 (1963).

[210] WOHLFAHRT,W.:Histoautoradiographische Untersuchungen zum Stoffwechsel und zur Genese des tuberkulösen Granulationsgewebes.Beitr.path.Anat.129,436(1964).

[211] WULFF,H.R.and SPARREVOHN,S.:The origin of mononuclear cells in human skin windows.Act.Path.et microbiol. Scandinav.68,401(1966).

[212] WURM,E.:Über die Entstehung der Fremdkörperriesenzellen.Beitr.path.Anat.116,149(1957).